现代疾病护理与规范化管理

尹明雪　孙　敏　陈丽芳　李　英　王文青　主编

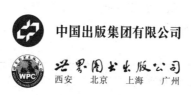

中国出版集团有限公司

世界图书出版公司

西安　北京　上海　广州

图书在版编目（CIP）数据

现代疾病护理与规范化管理/尹明雪等主编.—西安：世界图书出版西安有限公司，2023.6
ISBN 978-7-5232-0529-7

Ⅰ.①现… Ⅱ.①尹… Ⅲ.①护理学 Ⅳ.①R47

中国国家版本馆CIP数据核字（2023）第121526号

书　　名	现代疾病护理与规范化管理 XIANDAI JIBING HULI YU GUIFANHUA GUANLI	
主　　编	尹明雪　孙　敏　陈丽芳　李　英　王文青	
责任编辑	杨　莉	
装帧设计	济南睿诚文化发展有限公司	
出版发行	世界图书出版西安有限公司	
地　　址	西安市雁塔区曲江新区汇新路355号	
邮　　编	710061	
电　　话	029-87214941　029-87233647（市场营销部） 029-87234767（总编室）	
经　　销	全国各地新华书店	
印　　刷	山东麦德森文化传媒有限公司	
开　　本	787mm×1092mm　1/16	
印　　张	11	
字　　数	215千字	
版次印次	2023年6月第1版　2023年6月第1次印刷	
国际书号	ISBN 978-7-5232-0529-7	
定　　价	128.00元	

前言

随着医学模式的转变与护理学的发展,护理已由过去单纯的"以疾病护理为中心"转变为"以人为中心、以护理程序为框架"的责任制整体护理,这要求临床护士关注患者的生命与健康、权利与需求、人格与尊严,而非单纯着眼于患者疾病的治疗。因此,在临床护理工作中,护理工作者除了要牢固掌握临床护理操作外,还要具备正确运用护理评估技能的能力,全面收集、整理和分析服务对象的健康资料,从而实现综合护理干预,提高患者的生活质量。但目前我们还缺乏具有现阶段护理专业特点、符合现阶段临床护理工作需求、针对性强的护理学相关书籍。鉴于此,我们组织了一批临床护理实践经验丰富的专家编写了《现代疾病护理与规范化管理》一书,在强调基础理论、基本知识、基本技能和反映临床新进展及新技术的基础上,重点强调人文护理和综合护理。

本书首先简要介绍了护理管理相关内容;然后着重阐述了神经内科、心内科等各科室临床常见疾病患者的护理。各科室分别就其病因、发病机制、临床表现、诊断、治疗、护理诊断、护理目标及护理措施等方面进行了较为详细的阐述。本书内容丰富,层次分明,详略得当,可供临床护理人员、进修人员及医学院校学生等参考使用。

本书在编写过程中不断完善及规范内容,几经修改,最终完成书稿。在此感谢各位编委的辛勤工作。由于护理学内容繁多,且时间紧迫,书中难免存在不足、疏漏或不当之处,殷切希望广大同道提出宝贵意见,以便今后继续完善,使之成为科学性更强、实用性更好的临床参考用书。

《现代疾病护理与规范化管理》编委会

2023 年 2 月

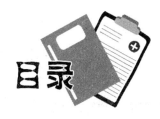

目录

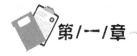第/一/章

护 理 管 理

第一节　护理人力资源管理

在护理管理中,护理人力资源管理是护理管理工作的重点,是完成护理目标的关键。因此人力资源管理重要任务是根据医院发展总体目标,对护理人员的现状进行分析评估,有计划地对护理人力资源进行有效开发、合理配置、充分利用和科学管理,培养一支具有现代化护理专业水平及管理能力的专业队伍,使其发挥最大的专业价值,以满足日益提高的患者健康需求。

一、护理人员编配

(一)人员编制

1.护理人员编制的原则

(1)功能需要的原则:护理人员的编配应根据医疗改革的相关要求以及医院的性质、规模、功能、任务和发展趋势,科学地、合理地设置护理岗位,明确岗位职责和任职条件,以保证各项护理任务的顺利完成及护理质量的持续提高。护理人员配置应以满足医院功能及服务效率需要为原则,根据实际护理工作量、患者危重程度和疾病种类、护士能力等因素配备护理人员总数及不同层次人员的数量。如综合医院与专科医院因其功能不同,需要人员的编制也有各异,ICU、急诊护理任务繁重,需要护理人员的数量也相对增加。

(2)以人为本的原则:医学模式的转变及优质护理的实施,要求护理工作应为患者提供责任制整体护理,因此配置护理人员数量、结构等应以满足患者的护理需要为原则,体现“以患者为中心”的服务宗旨,结合医院的情况和护理工作的发展需要,科学地配置护理人员。

（3）能级对应的原则：指在护理人力资源管理中，要根据科室实际情况，依据护士临床护理服务能力、专业水平，结合工作年限、职称和学历等科学设置护理岗位。充分发挥不同层次护理人员作用，优化人力资源配置，体现对临床护士进行合理分工、分层管理、能级对应，以使不同岗位的护士数量和能力素质满足工作需要，如危重患者护理由年资高、专业能力强的高级责任护士负责，病情稳定的患者可由低年资护士负责。

（4）结构合理的原则：护理人员的编配不仅要根据工作性质、专业特点、教学及科研任务的需求考虑人员数量，还需考虑人员群体的结构比例。在编制结构中应体现不同资历（老、中、青）、不同职称（初级、中级、高级）、不同层级（N0、N1、N2、N3、N4）及学历结构符合要求的护士的合理编配，优化人才组合、充分发挥个人潜能，以达到提高工作效率的目的。

（5）动态调整的原则：责任制整体护理的实施、护理专业的发展、服务对象的变化以及医院功能的拓展，对护理人员编制、动态管理提出了新的要求，同时员工的继续医学教育、培训、生育及退休等都涉及人员的调整。医院应当制定护士人力紧急调配预案，建立机动护士人力资源库，及时补充临床护理岗位护士的缺失，确保突发事件以及特殊情况下临床护理人力的应急调配。

2.护理人员编配

（1）《全国护理事业发展规划（2016－2020 年）》将"增加医院护士配置、充实基层护理力量、优化护士队伍结构"等作为重点任务，2016－2020 年相关要求如下：①全国三级综合医院、部分三级专科医院（肿瘤、儿童、妇产、心血管病专科医院）全院护士与实际开放床位比 0.8：1，病区护士与实际开放床位比 0.6：1。②全国二级综合医院、部分二级专科医院（肿瘤、儿童、妇产、心血管病专科医院）全院护士与实际开放床位比0.7：1，病区护士与实际开放床位比 0.5：1。③护士队伍学历结构：三级医院中大专以上学历护士应当不低于 80%，二级医院中大专以上学历护士应当不低于 50%。

（2）《卫生部关于实施医院护士岗位管理指导意见》《医院评审标准实施细则（2011 年版）》等均从不同角度、不同层面对医院护理人员配置提出要求。①临床护理人员（临床护理岗、护理管理岗）占护理人员总数≥95%。②护理管理岗位人数占全院护理岗位的百分比不应超过 10%。③ICU 护士与实际床位之比≥3：1。④新生儿病房护士与床位比≥0.6：1。⑤母婴同室病房护士与床位比≥0.6：1。⑥CCU、新生儿监护室护士与床位比（1.5～1.8）：1。⑦手术部护士与手术间之比 3：1。⑧血液透析室 1 名护士负责 4～5 台透析机的操作。⑨急诊观察室护士与床位比应当≥0.4∶1,急诊抢救室护士与床位比≥1.5∶1。⑩医院应当依据服务规模、床位数量和床位使用率等因素,动态调整护士配置数量并落实护士编制,保证医疗护理质量。如床位使用率≥93%时,病房护士总数与实际床位比应达到0.5∶1;床位使用率≥96%,平均住院日<10天时,病房护士总数与实际床位比应达到0.6∶1。

(3)各级护理管理部门应建立紧急护理人力资源调配的规定及执行方案。护理部应根据护理工作需要对全院护士进行合理配置和调配,掌握全院护理岗位护士分布的情况。科护士长、病房护士长可以在科室、病房层面根据工作量合理调配护士。

3.按实际工作需要配置人员数量

根据相关的人力配置要求,各级医院护理人力都应根据医院规模、专科特点、工作量等实际需要和发展要求,合理配置护理人员数量。近年来,护理管理者分别进行了计数法、工时测量法、负荷权重法、护理科研项目法、患者分类系统法、护理活动评分法等相关研究,为临床护理人力资源配置提供测量方法。

以总工作量为依据计算编制方法,即工时测定法,是目前医院最常用的一种测量方法。此方法是以医院各科室的实际工作量、护士工作效率、工作班次、出勤率为依据,在准确测量完成护理工作全过程所消耗的时间的基础上,考虑床位数量及床位使用率因素,运用公式计算,合理配置护理人力资源的方法,适用于住院部护理人员的配置测算。

(二)护理人员排班

1.排班原则

(1)护理排班应根据不同专科特点、以患者的护理需要为依据,合理安排人力;需要24小时持续性工作的临床护理岗位应当科学安排人员班次,保证护理工作的连续性,以利于医疗护理教学科研工作的顺利进行。

(2)护士排班兼顾临床需要和护士意愿,体现对患者的连续、全程、人性化护理。

(3)根据患者病情、护理难度及技术要求,对责任护士进行合理分工和搭配,护理工作量较大、危重患者较多时,应当增加护士的数量,体现能级对应,各尽其责,提高团队的工作效率。

(4)实施弹性排班,根据单位时间段内的护理工作量合理的安排人力,保证患者及时正确的治疗及护理,并能充分发挥个人效能。

(5)遇有突发事件和紧急情况,应随时对人员进行调整。医院应有护理人员的储备,以供紧急状态或特殊状态下调配使用。有条件的医院可以建立机动护士人力资源库,保证应急需要和调配。

(6)应常备机动人员供随机调整,以保证护理人员的健康、学习和休息,充分体现以人为本的管理原则,以利于调动护理人员工作积极性。

(7)排班必须依据劳动法、医院及护理部的政策和规定实施。通过合理的排班可保证人力配备适当,班次相对稳定并有一定弹性,有利于随时调整,保证工作质量并达到公平公正人力运作的最佳效果。

2.排班方法

根据医院的类型和科室的不同任务,排班方法可有不同,只要符合上述原则并得到本单位护理管理者及护理人员的认可即可执行,在此仅举例说明。

(1)集中式排班方法,有三班制和两班制。①三班制:将24小时分为3个时段,即早、中、晚三个班次,三个班次做到相互衔接,保证护理工作的连续性。白班可按各岗位(如办公室护士、责任护士等)分工。②两班制:将24小时分为2个时段即白班和夜班,便于护理人员集中工作时间,减少路途往返。一般适用于病种单一、患者病情较轻的病房。

(2)弹性值班排班方法,即根据病房单位时间工作量的不同合理安排人力。如晨晚间护理内容较多,可增添人员,以保证各班任务的完成,利于提高效率及质量。

(3)特殊科室(如急诊、采血室、ICU、手术部、产房等)均可根据其工作特点合理安排班次。

二、护士岗位管理

医院应当实行护理岗位管理,按照科学管理、按需设岗、保障患者安全和临床护理质量的原则,合理设置护理岗位,明确岗位职责、任职条件,健全管理制度,提高管理效率。

(一)护理岗位设置

《卫生部关于实施医院护士岗位管理的指导意见》中对改革护士管理方式、护理岗位设置等方面提出了明确的要求。

1.护理岗位设置的原则

(1)以改革护理服务模式为基础:实行"以患者为中心"的责任制整体护理工作模式,在责任护士全面履行专业照顾、病情观察、治疗处置、心理护理、健康教育和康复指导等职责的基础上,开展岗位管理相关工作。

(2)以建立岗位管理制度为核心:医院根据功能任务、规模和服务量,将护士从按身份管理逐步转变为按岗位管理,科学设置护理岗位,实行按需设岗、按岗聘用、竞聘上岗,逐步建立激励性的用人机制。通过实施岗位管理,实现同工同酬、多劳多得、优绩优酬。

(3)以促进护士队伍健康发展为目标:遵循公平、公正、公开的原则,建立和完善护理岗位管理制度,稳定临床一线护士队伍,使医院护士得到充分的待遇保障、晋升空间、培训支持和职业发展,促进护士队伍健康发展。

(4)建立合理的岗位系列框架:运用科学的方法,收集、分析、整合工作岗位相关信息,对岗位的职责、权力、隶属关系、任职资质等作出书面规定并形成正式文件,制订出合格的岗位说明书。

2.护理岗位的设置

医院护理岗位设置分为护理管理岗位、临床护理岗位和其他护理岗位。

(1)护理管理岗位:护理管理岗位是从事医院护理管理工作的岗位,包括护理部主任、副主任、科护士长、护士长和护理部干事。护理管理岗位的人员配置应当具有临床护理岗位的工作经验,具备护理管理的知识和能力。医院应当通过公开竞聘,选拔符合条件的护理人员从事护理管理岗位工作。

(2)临床护理岗位:是护士为患者提供直接护理服务的岗位,主要包括病房(含重症监护病房)、门诊、急诊科、手术部、产房、血液透析室、导管室、腔镜检查室、放射检查室、放射治疗室、医院体检中心等岗位。临床护理岗位含专科护士岗位和护理教学岗位。重症监护、急诊急救、手术部、血液净化等对专科护理技能要求较高的临床护理岗位宜设专科护理岗位。承担临床护理教学任务的医院,应设置临床护理教学岗位。教学老师应具备本科及以上学历、本专科5年及以上护理经验、主管护师及以上职称,经过教学岗位培训。

(3)其他护理岗位:是护士为患者提供非直接护理服务的岗位,主要包括消毒供应中心、医院感染管理部门、病案室等间接服务于患者的岗位。

3.护士分层级管理

医院应当根据护士的临床护理服务能力和专业技术水平为主要指标,结合工作年限、职称和学历等,对护士进行合理分层。临床护理岗位的分级包括N0~N4,各层级护士按相应职责实施临床护理工作,并体现能级对应。

(1)医院层面依据护士学历、年资、岗位分类、工作职责、任职条件、技术职称和专业能力等综合因素,确定层级划分标准及准入条件。

(2)科室层面根据患者病情、护理难度和技术要求等要素,对责任护士进行合理分工、科学配置及分层级管理。N1～N4级护士比例原则为4∶3∶2∶1,在临床工作中可根据医院及科室的实际情况酌情调整。

(3)护理部建立考核指标,对各层级护士进行综合考评及评定,以日常工作情况及临床护理实践能力为主要考评因素,并与考核结果相结合,真正做到多劳多得、优绩优酬,护士薪酬向临床一线风险高、工作量大、技术性强的岗位倾斜,实现绩效考核的公开、公平、公正。

(二)岗位职责

1.护理管理岗位职责

(1)护理部主任职责:①在院长及主管副院长的领导下,负责医院护理行政、护理质量及安全、护理教学、护理科研等管理工作。②严格执行有关医疗护理的法律、法规及安全防范等制度。③制订护理部的远期规划和近期计划并组织实施,定期检查总结。④负责全院护理人员的调配,向主管副院长及人事部门提出聘用、奖惩、任免、晋升意见。⑤教育各级护理人员培养良好的职业道德和业务素质,树立明确的服务理念,敬业爱岗,无私奉献。⑥加强护理科学管理。以目标为导向,以循证为支持,以数据为依据。建立护理质量评价指标,不断完善结构-过程-结果质量评价体系。⑦建立护士培训机制,提升专业素质能力。建立"以需求为导向,以岗位胜任力为核心"的护士培训制度。制定各级护理人员的培训目标和培训计划,采取多渠道、多种形式的业务技术培训及定期进行业务技术考核。⑧负责护生、进修护士的教学工作,创造良好的教学条件和实习环境,督促教学计划的落实,确保护理持续质量改进。⑨组织制订护理常规、技术操作规程、护理质量考核标准及各级护理人员的岗位职责。积极开展护理科研和技术革新,引进新业务、新技术。⑩主持护理质量管理组的工作,使用现代质量管理工具、按照PDCA程序,做好日常质量监管。⑪深入临床,督导护理工作,完善追踪管理机制,做到持续监测、持续分析、持续改进。⑫定期召开护士长会议,部署全院护理工作。定期总结分析护理不良事件,提出改进措施,确保护理持续质量改进。⑬定期进行护理查房,组织护理会诊及疑难疾病讨论,不断提高护理业务水平及护理管理质量。⑭制定护理突发事件的应急预案并组织实施。

(2)护理部副主任职责:①在护理部主任的领导下,负责所分管的工作,定期向主任汇报。②主任外出期间代理主任主持日常护理工作。

(3)科护士长职责:①在护理部、科主任领导下全面负责所属科室的临床护理、教学、科研及在职教育的管理工作。②根据护理部工作计划制定本科室的护理工作计划,按期督促检查、组织实施并总结。③负责督促本科各病房认真执行各项规章制度、护理技术操作规程。④负责督促检查本科各病房护理工作质量，加强护理质量评价指标监测，利用管理工具对问题进行根本原因分析，制定对策，达到持续质量改善的效果。⑤有计划地组织科内护理查房，疑难病例讨论、会诊等。解决本科护理业务上的疑难问题，指导临床护理工作。⑥有计划地组织安排全科业务学习。负责全科护士培训和在职教育工作。⑦负责组织并指导本科护士护理科研、护理改革等工作。⑧对科内发生的护理不良事件按要求及时上报护理部，并进行根本原因分析、制定改进对策，做好记录。

（4）护士长职责。

门诊部护士长职责：①在护理部、门诊部或科护士长领导下，负责门诊部及其管辖各科室的护理行政及业务管理。督促检查护理人员及保洁人员的岗位责任制完成情况。②负责制订门诊护理质量控制标准，督促检查护理人员严格执行各项规章制度和操作技术标准规程，认真执行各项护理常规。③根据医院和护理部总体目标，制定本部门的护理工作目标、工作计划并组织落实，定期总结。④负责护理人员的分工、排班及调配工作。负责组织护士做好候诊服务。⑤组织专科业务培训和新技术的学习，不断提高门诊护理人员的业务技术水平。⑥负责对新上岗医师、护士和实习生，进修人员介绍门诊工作情况及各项规章制度，负责实习、进修护士的教学工作。⑦落实优质护理措施，持续改进服务质量。⑧负责督促检查抢救用物、麻精药品和仪器管理工作。⑨负责计划、组织候诊患者健康教育和季节性疾病预防宣传。⑩严格执行传染病的预检分诊和报告制度，可疑传染病患者应及时采取隔离措施，防止医院感染。⑪制定门诊突发事件的应急预案，定期组织急救技能的培训及演练，保证安全救治。⑫加强医护、后勤及辅助科室的沟通，不断改进工作。⑬建立不良事件应急预案，加强不良事件的上报管理，并落实改进对策。

急诊科护士长职责：①在护理部主任和科主任领导下，负责急诊科护理行政管理及护理部业务技术管理工作。②制定和修订急诊护理质量控制标准，督促检查护理人员严格执行各项规章制度和操作技术标准规程，认真执行各项护理常规。组织实施计划，定期评价效果，持续改进急诊科护理工作质量。③根据医院和护理部总体目标，制定本部门的护理工作目标、工作计划并组织落实，定期总结。④负责急诊科护理人员的分工和排班工作。⑤督促护理人员严格执行各项规章制度和操作技术规范，加强业务训练，提高护士急救的基本理论和基本技能水平。复杂的技术要亲自执行或指导护士操作，防止发生不良事件。⑥负责急诊科护士的业务训练和绩效考核，提出考核、晋升奖惩和培养使用意见。组织开展新业务、新技术及护理科研。⑦负责护生的临床见习、实习和护士进修的教学工作,并指定有经验、有教学能力的护师或护师职称以上的人员担任带教工作。⑧负责各类物资的管理。如药品、仪器、设备、医疗器材、被服和办公用品等,分别指定专人负责请领、保管、保养和定期检查。⑨组织护士准备各种急救药品、器械,定量、定点、定位放置,并定期检查及时补充,保持急救器材物品完好率在100%。⑩加强护理质量评价指标监测及数据的分析、评价,建立反馈机制,达到持续改善的效果。⑪建立、完善和落实急诊"绿色通道"的各项规定和就诊流程,组织安排、督促检查护理人员配合医师完成急诊抢救任务。巡视观察患者,按医嘱进行治疗护理,并做好各种记录和交接班工作。⑫加强护理质量管理,及时完成疫情统计报告,检查监督消毒隔离,保证室内清洁、整齐、安静,防止医院感染。⑬建立不良事件应急预案,加强不良事件的上报管理,并落实改进对策。

病房护士长职责:①在护理部主任及科主任的领导下,负责病房的护理行政及业务管理。②根据医院和护理部的工作目标,确定本部门的护理工作目标、计划并组织实施,定期总结。③科学分工,合理安排人力,督促检查各岗位工作完成情况。④随同科主任查房,参加科内会诊、大手术和新开展手术的术前讨论及疑难病例的讨论。⑤认真落实各项规章制度和技术操作规程,加强医护合作,严防不良事件的发生。⑥参加并指导危重、大手术患者的抢救工作,组织护理查房、护理会诊及疑难护理病例讨论。⑦组织护理人员的业务学习及技术训练,引进新业务、新技术,开展护理科研。组织并督促护士完成继续医学教育计划。⑧加强护理质量评价指标监测及数据的分析、评价,建立反馈机制,达到持续改善的效果。⑨经常对护理人员进行职业道德教育,不断提高护理人员的职业素质和服务质量。⑩组织安排护生和进修护士的临床实习,督促教学老师按照教学大纲制定教学计划并定期检查落实。⑪负责各类物品、药品的管理,做到计划领取。在保证抢救工作的前提下,做到合理使用,避免浪费。⑫各种仪器、抢救设备做到定期测试和维修,保证性能良好,便于应急使用。⑬保持病室环境,落实消毒隔离制度,防止医院感染。⑭制定病房突发事件的应急预案并组织实施。⑮协调沟通医护患、后勤及辅助科室的关系,经常听取意见,不断改进工作。⑯建立不良事件应急预案,加强不良事件的上报管理,并落实改进对策。

夜班总护士长职责:①在护理部领导下,负责夜间全院护理工作的组织指导。②掌握全院危重、新入院、手术患者的病情、治疗及护理情况,解决夜间护理工作中的疑难问题。③检查夜间各病房护理工作,如环境的安静、安全,抢救物品及药品的准备,陪伴及作息制度的执行情况,值班护士的仪表、服务态度。④协助领导组织并参加夜间院内抢救工作。⑤负责解决临时缺勤的护理人员调配工作,协调科室间的关系。⑥督促检查护理人员岗位责任制落实情况。⑦督促检查护理人员认真执行操作规程。⑧书写交班报告,并上交护理部,重点问题还应做口头交班。

2.护理人员技术职称及职责

(1)主任/副主任护师职责:①在护理部主任或护士长的领导下,负责本专科护理、教学、科研等工作。②指导制定本科疑难患者的护理计划,参加疑难病例讨论、护理会诊及危重患者抢救。③经常了解国内、外护理发展新动态,及时传授新知识、新理论,引进新技术,以提高专科护理水平。④组织护理查房,运用循证护理解决临床护理中的疑难问题。⑤承担高等院校的护理授课及临床教学任务。⑥参与编写教材,组织主管护师拟定教学计划。⑦协助护理部主任培养教学、科研高级护理人才,组织开展新业务,参与护理查房。⑧协助护理部主任对各级护理人员进行业务培训及考核。⑨参与护理严重事故鉴定会,并提出鉴定意见。⑩制定科研计划并组织实施,带领本科护理人员不断总结临床护理工作经验,撰写科研论文和译文。⑪参与护理人员的业务、技术考核,审核、评审科研论文及科研课题,参与科研成果鉴定。⑫参与护理技术职称的评定工作。

(2)主管护师职责:①在本科护士长的领导及主任(副主任)护师的指导下,参与临床护理、教学、科研工作。②完成护士长安排的各岗及各项工作。③参与复杂、较新的技术操作及危重患者抢救。④指导护师(护士)实施整体护理,制订危重、疑难患者的护理计划及正确书写护理记录。⑤参加科主任查房,及时沟通治疗、护理情况。⑥协助组织护理查房、护理会诊及疑难病例讨论,解决临床护理中的疑难问题。⑦承担护生、进修护士的临床教学任务,制订教学计划,组织教学查房。⑧承担护生的授课任务,指导护士及护生运用护理程序实施整体护理,做好健康教育。⑨参与临床护理科研,不断总结临床护理经验,撰写护理论文。⑩协助护士长对护师及护士进行业务培训和考核。⑪学习新知识及先进护理技术,不断提高护理技术及专科水平。

(3)护师职责:①在病房护士长的领导及主任护师、主管护师的指导下,进行临床护理及护理带教工作。②参加病房临床护理实践,完成本岗任务,指导护士按照操作规程进行护理技术操作。③运用护理程序实施整体护理,制订护理计划,做好健康教育。④参与危重患者的抢救与护理,参加护理查房,协助解决临床护理问题。⑤指导护生及进修护士的临床实践,参与临床讲课及教学查房。

⑥学习新知识及先进护理技术，不断提高护理业务技术水平。⑦参加护理科研，总结临床护理经验，撰写护理论文。

（4）护士职责：①在护士长的领导和上级护师的指导下进行工作。②认真履行各岗职责，准确、及时地完成各项护理工作。③严格遵守各项规章制度，认真执行各项护理常规及技术操作规程。④在护师指导下运用护理程序实施整体护理及健康教育并写好护理记录。⑤参与部分临床带教工作。⑥学习新知识及先进护理技术，不断提高护理技术水平。

（三）绩效考核

绩效考核是人力资源管理中的重要环节，是指按照一定标准，采用科学方法评定各级护理人员对其岗位职责履行的情况，以确定其工作业绩的一种有效管理方法，其考核结果可作为续聘、晋升、分配、奖惩的主要依据。建立科学的绩效评价体系是开展绩效管理的前提与基础，根据不同护理岗位的特点，使绩效考核结合护士护理患者的数量、质量、技术难度和患者满意度等要素，以充分调动广大护士提高工作水平的主动性和积极性。

1.绩效考核重点环节

绩效考核的目的不是考核护士，而是通过"评估"与"反馈"提升护士工作表现，拓宽职业生涯发展空间。绩效考核包括以下三个重点环节。

（1）工作内容和目标设定：护士长与护士就工作职责、岗位描述、工作标准等达成一致。

（2）绩效评估：护士的实际绩效与设定标准（目标）比较、评分过程。

（3）提供反馈信息：需要一个或多个信息反馈，与护士共同讨论工作表现，必要时共同制订改进计划。

2.绩效考核步骤

绩效考核是一个动态循环的过程，是绩效管理中的一个环节。绩效考核的步骤如下。①绩效制度规划：包括明确绩效评估目标、构建具体评估指标、制定绩效评估标准、决定绩效评估方式。②绩效的执行：资料的收集与分析。③绩效考核与评价。④建立绩效检讨奖惩制度。⑤绩效更新修订与完善。

3.绩效考核内容

绩效考核的内容包括德、能、勤、绩四个方面。

（1）德：即政治素质、思想品德、工作作风、职业道德等。①事业心：具有强烈的事业心及进取精神，爱岗敬业、为人师表，模范地遵守各项规章制度，认真履行职责。②职业道德：具有良好的职业道德，热心为患者服务，能认真履行医德、医风等各项规定。③团结协作:能团结同志并能协调科室间、部门间、医护间的工作关系。

（2）能:即具备本职工作要求的知识技能和处理实际工作的能力。①专业水平:精通本专业的护理理论,了解本专业国内护理现状和发展动态,有较强的解决实际问题能力和组织管理能力。②专业技能:熟练掌握本岗技能,具有解决疑难问题的能力,并能指导护士的技术操作。③科研能力:科研意识强,能独立承担科研课题的立项任务,开展或引进护理新技术、新业务。④教学能力:具有带教或授课能力能胜任院内、外授课任务,及指导培养下级护士的能力。

（3）勤:工作态度、岗位职责完成情况、出勤及劳动纪律等。

（4）绩:工作效率、效益以及成果、奖励及贡献等。绩能综合体现德、能、勤三方面,应以考绩为主。

4.绩效考核类型

绩效考核不仅局限于管理者对下属绩效的评价,还应采取多种考核方式,以取得良好的评价效果。

（1）按层次分类,有以下五种。①上级考核:较理想的上级考核方式是每位护理人员由上一级管理人员来考核其表现,即逐级考核。这种方式便于评价护理人员的整体表现,反映评价的真实性和准确性。②同级评价:同级的评价是最可靠的评价资料来源之一,因为同级间工作接触密切,对每个人的绩效彼此间能全面地了解。通过同级评价可以增加护理人员之间的信任,提高交流技能,增加责任感。这种方式考评结果比较可信。③下级评价:对管理者的评价可以直接由下级提供管理者的行为信息。为避免护理人员在评议上级时所产生的顾虑,可采取不记名的形式进行"民意测验",其结果比较客观、准确。④自我评价:自我评价法是护理人员及管理人员根据医院或科室的要求定期对自己工作的各方面进行评价。这种方式有利于他们自觉提高自己的品德素质、临床业务水平和管理能力、增强工作的责任感。其结果还可用来作为上级对下级评价的参考,从而减少被考评者的不信任感。⑤全方位评价:全方位评价是目前较常采用的一种评价方法,这种方法提供的绩效反馈资料比较全面。评价者可以是护理人员在日常工作中接触的所有人,如上级、下级、同事、患者、家属等,但实施起来比较困难。

（2）按时间分类法,有以下两种。①日常考核:护理人员个人和所在部门或科室均应建立日常考核手册。个人手册应随时记录个人业绩,包括业务活动、护理缺陷等情况。科室或部门应建立护理人员绩效考核手册,随时对员工的表现、护理质量、护理缺陷、突出的业绩予以记录。②定期考核：定期考核为阶段性考核，可以按周、月、半年、年终等阶段进行考核，便于全面了解员工情况，激励员工的积极性。

5.绩效考核方法

(1)表格评定法：表格评定法是绩效考核中最常见的一种方法。此方法是把一系列的绩效因素罗列出来，如工作质量、业务能力、团结协作、出勤率、护理不良事件等制成表格，最后可用优、良、中、差来表示。此方法利于操作，便于分析和比较。

(2)评分法：将考核内容按德、能、勤、绩的具体标准规定分值，以分值的多少计算考核结果。

(3)评语法：评语法是一种传统的考绩方法。指管理者对护理人员的工作效绩用文字表达出来，其内容、形式不拘一格，便捷易行。但由于纯定性的评语难免带有评价者的主观印象，因此难以做到准确评价和对比分析。

(4)专家评定法：专家评定法即外请专家与本单位的护理管理者共同考评，采用此方法护理专家既能检查、指导工作，又可交流工作经验且比较公正、专业。

6.绩效考评反馈

绩效考评反馈是绩效考评的一种非常重要的环节，它的主要任务是让被考评者了解、认可考评结果，客观地认识自己的不足，以改进工作，提高护理质量。

(1)书面反馈：即对考核结果归纳、分析，以书面报告或表格的形式反馈给科室或当事人。

(2)沟通反馈：即当面反馈，开始先对被评考人的工作成绩进行肯定，然后提出一些不足、改进意见及必要的鼓励。

三、护理人员职业素质

随着医学科学的迅速发展，护理工作内容和范畴的不断更新和扩大。护士在工作中必须具有良好的职业道德素养、全面的医学理论知识、娴熟的护理技术和良好的沟通协调能力，并在职业过程中不断提升自身综合素质，才能为患者提供高效、优质的护理服务，保证护理工作的健康可持续发展。

(一)护士应具备的素质及能力

1.职业道德素质

护理工作高尚而平凡，护士职业道德的核心是"利他"和"助人"，护理人员要端正从业动机，具有高尚道德和高度责任心，严守工作岗位，自觉自愿竭尽全力地去为患者解除痛苦。在这种情感的支配下,护士才能够设身处地为患者着想,急患者之所急,想患者之所想,使热爱护理工作的愿望更具有稳定性、专一性和持久性。

2.严谨的慎独精神

"慎独"精神是指护士在无人监督的情况下,仍能坚持医德理念,自觉地履行职责,严格执行操作规程,严格要求自己,对患者尽职尽责,杜绝医疗差错事故的发生。"慎独"精神主要取决于护士自身的修养,严谨的慎独精神是保障护士执业安全的基础,也是护士执业必须具备的条件。

3.文化仪表素质

护士应当学习礼仪常识,使自己的言行举止、着装更得体、更有气质,提升自身形象。在工作中除了精通护理专业知识外,还要多学习一些语言学、哲学、社会公共关系学、人文医学等知识,丰富自己的知识内涵,提高自身文化修养,以应对各种问题和挑战。

4.良好的心理素质

基于护理服务对象的特殊性和职业生活的特殊性,护士必须具备良好的心理素质。首先要有一个良好的精神面貌和健康的心理素质,有坚强的意志,坚持正确的行为准则,以高尚的人格忠实地维护患者的利益。其次在工作中还要不断优化自己的性格,给患者以温馨和信任。例如在抢救工作中,常常会遇到危重患者,这时候护士必须沉着冷静,保持头脑清醒,才能快速准确地实施抢救方案和护理措施。

5.专业技术素质

专业技术素质包括扎实的专业理论知识和娴熟的护理操作技能。理论知识包括掌握各种常见病的症状、体征和护理要点,能及时准确地制定护理计划,实施护理措施。熟练的护理操作技术除了常见的医疗护理技术外,还要求护士精通现岗的专科护理技术,能稳、快、准、好地完成各项护理工作。另外,护士还应掌握急救技术和设备的使用,熟悉急救药品的应用,能熟练地配合医师完成急危重症患者的抢救。

6.较强的法律意识

《医疗事故处理条例》实施、《护士条例》颁布,对医疗护理工作提出了更高的标准。在临床工作中,护士应掌握行业相关法律法规、规章制度,做到依法执业,规范自身的行为,降低职业风险,保障自身权益。因护理文书具有一定的法律效力,护理工作者应具有良好的书写和表达能力,规范书写,做到真实、及时、完整、准确、客观记录。

7.批判性思维能力

由于长期生物医学模式的影响,护士在传统的护理模式中,更多的是"照顾者"和"医师助手"的角色,主动发现问题、分析问题、解决问题能力不足。在护理实践中,护士必须具备独立思考与解决问题的能力,运用批判性思维,把身心护理与健康教育运用于整个护理过程中,为患者提供高质量的护理。管理人员可以通过反思日记法、实践反思讨论法、护理程序、开展个案病例讨论和以问题为中心的学习,锻炼护士的批判性思维能力。

8.敏锐的观察力和快速应急能力

护士要具备敏锐的观察力,在观察病情时,要做到目的明确,边观察边思考,透过现象抓住本质,及时总结不断提高。护士对患者可能出现的问题要有预见性,并做出快速准确的反应。尤其遇到危重患者抢救时,要做到沉着冷静、有条不紊、忙而不乱,为患者赢得最佳的抢救时机。

9.良好的沟通协调能力

护士只有与患者良好交流沟通,才能获得更多有关患者病情的信息,了解患者的需要,及时解决患者的问题。护理工作涉及面广,繁杂多样,连续性、服务性强。因此,学会周密计划、疏通协调的工作方法是保证工作质量、提高工作效率的必要条件。

10.创新科研和循证能力

科学研究对护理事业的发展至关重要,护士要在自己的工作岗位上不断积累经验,形成科研思路,进而将科研成果转化为临床实践。近年来,随着循证医学的发展,用循证依据支持临床、指导临床并带动临床证据转换的理念越来越被临床所接受,护士也需要不断学习和跟进,充实自己所在学科的循证知识,推动循证护理在临床工作的实践与应用。

(二)新护士从接受教育到临床实践的角色转换

护理教育和护理实践是护理学科的两个重要组成部分,也是每一个护士成长历程中必须经历的两个阶段。新护士由学生到护士的角色转换,在其一生经历中占有十分重要的位置。新护士角色转换的成功与否直接影响着事业的成功与失败,如不能及时进行角色转换,在工作中会遇到诸多困难,甚至会影响自己的成长与发展。

1.从教育到实践承担的不同角色

在护理教育中,护生是接受教育的对象,更多的是处于被关心的地位。而在护理实践中,护士变成了患者的保护者,担当着促进患者健康、减轻痛苦、预防疾病的重任,由一个被关心者变成了关心者。角色发生了转变,对护士提出了不同的要求。面对不同的社会文化背景和素质,不同生理、心理、社会、文化等各方面的健康需求的患者,新护士若不能尽快从一个学生角色转变到一个健康保护者,则很难完成临床护理工作。护理院校毕业生只有正确认识自己,才能把握自己,才能找准发挥自己才能的最佳位置。

2.从接受教育到实践须经历的过程

新护士从毕业生到完全进入护士角色不是一蹴而就的,通常需要经历 4 个阶段。

(1)幻想期:刚从院校毕业的学生往往把未来生活理想化,对角色的期望值过高。他们满怀理想和抱负,渴望在实际工作中,一展所学。表现出工作热情高,喜欢表现自己,希望得到患者与同行的赞扬,自我感觉良好。

(2)冲突期:这是角色转变的关键时期。由于大学毕业生角色转换过程中自身的知识储备与社会需求之间的不同程度错位等原因,现实生活中的许多社会现象,很容易引起新护士的困惑,容易产生一种失落感,在工作中受到挫折后,主要表现为情绪不稳定,厌倦工作,有时会怀疑自己的职业选择是否正确。

(3)恢复期:在经历了冲突期以后,新护士通过自身的努力、调节,心理状态得到平衡,逐渐地对护士角色有了比较清晰的认识,对自己的职业和工作有所体会,逐步恢复自信心,对工作上的压力和困难有了一定的思想准备,获得承担护士角色的认可,表现出护士必需的社会品质和才能。

(4)解决期:通过一定临床工作经验的积累、社会经验的丰富和业务水平的提高,护士对护理工作兴趣逐渐增加,本能地或积极地从精神上和行为上完全地投入护士角色。

(三)新护士快速进入角色的有效途径

1.积极参与岗前培训,尽快融入角色

有目标、有计划、有针对性的入职教育和岗前培训不仅有利于新护士尽快适应医院环境、熟悉工作流程及岗位职责,规范巩固基础知识及操作技能,还能增强其法律意识及护理安全的认知水平。医院护理管理部门应当结合新护士特点及医院发展要求,执行详细的培训计划。新护士应高度重视医院为其设计的岗前培训,并最大限度地掌握所培训的知识和技能,才能在初入临床,面对繁杂的工作及病情复杂多变的患者时应对自如,避免护理不良事件的发生,尽快融入角色。

2.制定利于个人成长的职业规划

职业规划是指通过对职业的价值观、动手能力、社交能力、语言能力、个性、组织管理能力、个人职业兴趣等认真仔细了解后,用详细的文案对个体所适应的工作环境、单位和职业类别进行确认的职业指导方式。职业生涯规划使自己能更清楚地认识到自身的缺陷和优点,从而有针对性地充实自己,是许多个人就业、发展、再就业必不可少的步骤。新护士在做职业规划以前,首先要充分认识和审视自己,并进行准确的自我评估,准确评估内外环境的限制和优势,规划出符合自身条件的可行、合理的发展方向;其次要明确目标,职业生涯规划的确定包含短期目标、中期目标、长期目标的制定。短期目标一定要可行、明确,中期目标应富有激情,同时应具备可实现性,长期目标要具备持续性;最后要结合目标规划职业路线并去努力实现。一般情况下,需从以下三个问题考虑职业生涯方向的选择:①自己哪个方面可以发展;②自己能向哪方面发展;③自己想向哪个方面发展。不同的发展路线,要求也不同。职业生涯路线的选择对日后职业发展至关重要。

3.学会换位思考,建立良好的护患关系

面对不同患者的不同需求,新护士应多从患者的角度做角色互换。多对自己或同伴提出"假如你是患者,你最希望得到什么样的护士和怎样的护理?""假如你的亲人生病了,你会有什么反应? 你该如何应对?""你最希望护士什么样的表情、语言、行动?"等问题。通过这些问题的思考或小组讨论后,每个人都要做深刻的角色互换体会,并把自己的感想、感受记录下来,这样才会有深刻的认识和体会。这样的角色互换不但能培养新护士的独立思考能力,也能增强其主动服务的意识,真正做到想患者所想,服务于患者未开口之前。新护士的工作也会因此得到患者的肯定与理解,为建立良好的护患关系奠定基础,同时会极大地提高新护士的自信心和工作积极性。

4.正视压力,学会情绪调节与自控

新护士入职会面临很大的职业压力,在正视压力的过程中,护士不但要了解压力与人的主观意识的关系,还应保持积极主动、自信坚持、自我控制的良好心态。护士必须具备良好的心理素质、良好的情绪调节与自控能力才能帮助患者。作为新护士应在遇到困难时不抱怨,取得成绩时也戒骄戒躁,尽可能用平和的心态对待工作,展现健康的精神风貌,维护职业形象。

总之,新护士对角色认识得越清晰,才能越顺利地实现角色的转换。新护士在刚刚步入临床时,除了要尽快适应环境,融入职业角色以外,还应最大限度地发挥自己的创新思维,用新的眼光、从新的角度为护士角色注入更多、更新的内容,为新时期的护理事业发展贡献出自己的力量。

第二节 护理服务管理

一、优质护理服务管理

优质护理服务即深化"以患者为中心"的服务理念,紧紧围绕"改革护理模式、实施岗位管理、履行护理职责、提供优质护理服务、提高护理水平"的工作宗旨,充分调动临床广大护理工作者的积极性,以贴近患者、贴近临床、贴近社会为重点,进一步加强护理专业内涵建设,为人民群众提供全程、全面、优质的护理服务,保证医疗安全,改善患者就医体验,促进医患和谐,达到患者满意、社会满意、护士满意、政府满意。

(一)加强护理工作领导,加大支持保障力度

(1)医院要充分认识改善护理服务对于提高医疗服务质量和医院运行效率、促进医院健康可持续发展的重要意义。

(2)要切实加强对护理工作的领导,实行在护理副院长领导下的护理部主任—科护士长—护士长三级垂直管理体系,建立并落实岗位责任制。

(3)要建立人事、财务、医务、护理、后勤、药学等多部门联动机制,采取有效措施提高护士福利待遇,改善护士工作条件。建立医护合作机制,规范临床用药行为。

(二)加强护理人力配备,满足临床护理服务需求

(1)医院要高度重视护士人力资源的配备,优先保证临床护理岗位护士数量,并根据科室疾病特点和护理工作量,合理配置护士。

(2)医院可以聘用并合理配备一定数量、经过规范培训并取得相应资质的护理员,在责任护士的指导和监督下,对患者提供简单生活护理等。要求医院对护理员实施规范管理,严禁护理员代替护士从事治疗性护理专业技术工作,保证护理质量和医疗安全。

(三)加强护士规范培训,提升护理服务能力

医院要加强护士岗位规范化培训,完善以岗位需求为导向、以岗位胜任力为

核心的护士规范培训机制,结合责任制整体护理要求,制订有针对性的培训内容,提高护士对患者的评估、病情观察、康复指导和护患沟通等能力。

（四）加强护理科学管理,充分调动护士工作积极性

（1）医院要按照开展护士岗位管理的有关要求,结合实际情况,科学设置护理岗位,明确护理岗位任职条件和工作职责。

（2）责任护士分管患者的原则:①在实施责任制整体护理的基础上,根据患者病情、护理难度和技术要求等要素,对责任护士进行合理分工,分层管理,体现能级对应、分层不分等。危重患者护理由年资高、专业能力强的高级责任护士担任,病情稳定的患者可由低年资护士负责。②责任护士分管患者应相对固定,每名责任护士分管患者数量平均为6~8人,在此基础上可根据患者病情及护士能力做适当调整。③责任护士在全面评估分管患者病情及自理能力基础上,侧重危重及自理能力缺陷患者的护理,兼顾其他患者,保证按需服务及患者安全。④兼顾临床需要和护士的意愿实施合理排班,减少交接班次数,以利于责任护士对患者提供全程、连续的护理服务。

（3）护理部应根据护理人员的工作数量、质量、患者满意度,结合护理岗位的护理难度、技术要求等要素,建立绩效考核制度及考核方案,并将考核结果与护理人员评优、晋升、奖金分配等结合,实现优劳优酬、多劳多得,调动护理人员的积极性。

（五）深化优质护理、改善护理服务

1.明确门（急）诊护理服务职责,创新服务形式

（1）医院要建立门（急）诊护理岗位责任制,明确并落实护理服务职责。

（2）优先安排临床护理经验丰富、专业能力强的护士承担分诊工作,做好分诊、咨询、解释和答疑。

（3）对急、危重症患者要实行优先诊治及护送入院。

（4）对候诊、就诊患者要加强巡视,密切观察患者病情变化,给予及时、有效处置。

（5）要采取各种措施加强候诊、输液、换药、留观等期间的患者健康教育。

2.规范病房患者入、出院护理流程,改善服务面貌

（1）医院要健全并严格落实患者入、出院护理服务工作制度和服务流程

（2）责任护士应当按照要求为患者提供入、出院护理服务,不得交由进修护士和实习护生代替完成。

（3）有条件的医院,应当明确专(兼)职人员为出院患者提供有针对性的延续性护理服务,保证护理服务连续性,满足患者需求。

3.落实病房责任制整体护理,规范护理行为

（1）强化病房落实责任制整体护理,根据患者的疾病特点,生理、心理和社会需求,规范提供身心整体护理。责任护士全面履行护理职责,为患者提供医学照顾。协助医师实施诊疗计划,密切观察患者病情,及时与医师沟通。对患者开展健康教育、康复指导,提供心理支持。采用评判性的思维方法提高护理质量及水平。责任护士根据重症患者需求制定护理计划或护理重点,护理措施落实到位。

（2）要严格落实护理分级制度,按照病情对患者实施全面评估,并予以必要的专业照护。

（3）根据患者病情及护理级别要求定时巡视患者,及时观察病情变化、用药及治疗后反应,发现问题及时与医师沟通,并采取有效措施。

（4）临床护理服务充分体现专科特色,丰富服务内涵,将基础护理与专科护理有机结合,保障患者安全,体现人文关怀。

（5）要求责任护士在具有专业能力的基础上,对患者实施科学、有效的个性化健康教育,注重用药、检查、手术前后注意事项及疾病相关知识等指导。

（6）中医类医院要广泛应用中医特色护理技术,优化中医护理方案,创新中医护理服务模式,增强中医护理服务能力,充分体现中医护理特色优势。

4.强化人文关怀意识,加强护患沟通

（1）护士要增强主动服务和人文关怀意识,深化"以患者为中心"的理念,尊重和保护患者隐私,给予患者悉心照护、关爱、心理支持和人文关怀。

（2）要加强与患者的沟通交流,关注患者的不适和诉求,并及时帮助解决。

（3）树立良好的护理服务形象,持续改善护理服务态度,杜绝态度不热情、解释没耐心、服务不到位等现象,防止护理纠纷的发生。

5.不断丰富护理服务内涵

在各部门广泛开展优质护理服务,手术室、门急诊等各部门结合实际开展优质护理服务,充分体现岗位特色,注重人性化关怀。优化服务流程,加强与患者的沟通,为患者提供整体护理服务,保障患者的安全。

6.提高患者的满意度

提高患者的满意度,患者知晓自己的责任护士,对护理服务满意。定期开展第三方患者满意度评价,了解患者对护理工作的反映,根据反馈意见采取可持续性的护理措施,不断提高患者满意度。

二、基础护理及危重护理质量管理

(一)基础护理质量管理要求

基础护理是指满足患者生理、心理和治疗需要的基本护理技能,是护理工作中最常用的,也是提高护理质量的重要保证。基础护理包括对床单位、皮肤、口腔、头发、各种导管、出入院等护理内容,其标准是患者达到清洁、整齐、舒适、安全。

(1)患者在住院期间,医护人员根据患者病情和生活自理能力进行综合评定,确定并实施不同级别的护理。分级护理与医嘱、病情、患者生活自理能力相符,标识明确。护理人员根据患者病情,正确实施基础护理和专科护理,如口腔护理、压疮护理、气道护理及管路护理等,操作过程注意保护患者隐私。

(2)病室环境:保持病室环境清洁、整齐、安静、舒适、安全。室内温度保持在18~22 ℃,相对湿度保持在50％～60％为宜。病室定时通风,保证室内空气新鲜。保持床单位清洁、干燥、平整、美观、舒适,患者均穿患者服装。病室物品摆放整齐,床旁桌清洁,床上床下无杂物,患者通行安全。

(3)患者清洁与皮肤护理:做好患者生活护理,晨晚间护理质量合格,保证患者“三短”,即患者指(趾)甲、头发、胡须短,甲端光洁;“四无”,即床上无臭味、褥垫无潮湿、床单位无皱褶,皮肤无压疮;“六洁”,即患者面部、口腔、皮肤、手、足、会阴清洁。长期卧床患者,根据病情适时温水擦浴,头发每周清洗,如有异味或不适随时清洗,并梳理整齐。对于压疮高危患者采用定时翻身、垫软枕、体位垫、减压床垫、减压贴等方法做好压疮预防。

(4)卧位护理:根据病情取舒适体位,协助患者翻身、坐起或床上移动,进行有效咳嗽,有伤口时注意伤口保护,特殊患者根据病情需要保持功能位。

(5)管路护理:管路标识清晰,妥善固定,防止滑脱、扭曲、打折和受压,保持引流通畅,严密观察引流液颜色、性质及量,预防管路滑脱的发生。

(6)饮食护理:指导患者合理饮食,切实落实治疗饮食。保持进餐环境清洁,根据患者的需要协助患者进食、进水。

(7)排泄护理:协助卧床患者床上使用便器,注意会阴部皮肤清洁,有失禁的患者采取相应措施,如留置尿管或男患者采用尿套。尿管及尿袋妥善固定,定期更换,及时观察尿液颜色、性状及量,及时倾倒尿液。

(8)睡眠护理:夜间拉好窗帘,定时熄灯,为患者创造良好的睡眠环境。

(9)巡视病房:护士根据护理级别巡视病房,严密观察患者病情、输液情况、有无输液反应等,了解患者需求,如有特殊情况及时给予相应处理。

(二)危重患者护理质量管理

危重患者是指病情严重,随时可能发生生命危险的患者。危重患者的护理是指用现代监测、护理手段解决危及患者生命和健康的各种问题。面对病情复杂的危重患者,高质量的护理是保证患者生命和健康的前提,也是反映医院护理水平的重要指标。危重患者护理质量在达到基础护理质量标准的同时,还应达到以下要求。

1.保证患者安全

(1)危重患者应进行各项高危评估,包括压疮、跌倒坠床、管道滑脱等评估并实施相应预防措施。

(2)危重或昏迷患者加床栏,防止坠床。

(3)抽搐患者使用牙垫。

(4)双眼不能闭合的患者,应采用生理盐水潮湿纱布遮盖。

(5)危重患者避免佩戴首饰,贵重物品应交与家属保存。

2.病情观察

(1)护士掌握患者姓名、诊断、病情、治疗、护理、饮食、职业、心理状态、家庭情况、社会关系等,汇报病例应层次清楚、简洁、重点突出。

(2)能运用护理程序密切观察患者病情变化,护理措施具体。准确记录生命体征,详细记录病情变化,即症状、与疾病相关的阴性及阳性体征、特殊检查、治疗性医嘱、出入量等。

(3)静脉输液通畅,根据患者病情、年龄及药物性质合理调整滴速,密切观察用药后反应,及时准确做好记录。

(4)管路标识清晰,妥善固定,防止滑脱、扭曲、打折和受压,保持引流通畅,严密观察引流液颜色、性质及量,预防管路滑脱的发生。

(5)保证患者呼吸道通畅,协助患者排痰,吸痰方法正确,符合操作规程。

(6)严格执行交接班制度和查对制度,对病情变化、抢救经过、用药情况等要做好详细交班并及时、准确记录危重症患者护理记录。

第三节 护理安全管理

随着国家医疗法律法规的逐渐健全和完善,护理科学技术的迅速发展和护理专业范畴的不断拓展,公众对护理服务的需求不断提高,法制观念和自我保护意识不断增强,医疗护理承担的风险也越来越大,医疗安全问题已成为医疗卫生保健体系和社会大众关注的焦点问题。因此,风险管理在护理管理中的作用越显重要。护理安全已成为衡量护理工作质量的重要工作指标,护理管理也应当从保证患者安全着手,加强护理安全管理,促进护理质量不断提升。

一、护理风险管理与护理安全管理

医疗护理风险是一种职业风险。即从事医疗护理服务职业,具有一定的发生频率并由该职业者承受的风险。风险包括经济风险、政治风险、法律风险、人身风险。因此,现代医院管理者必须对风险因素进行安全管理及有效控制。

(一)护理风险管理与护理安全管理

1.护理风险与护理安全的概念

护理风险指患者在医疗护理过程中,由于风险因素直接或间接影响导致可能发生的一切不安全事件。除具有一般风险的特征外,尚具有风险水平高、风险客观性、不确定性、复杂性及风险后果严重等特征。

护理安全是服务质量的首要特征,是指在医疗服务过程中,既要保证患者的人身安全不因医疗护理失误或过失而受到危害,又要避免因发生事故和医源性纠纷而造成医院及当事人承受风险。

护理风险是与护理安全相并存的概念,二者是因果关系,即在医疗护理风险较低的情况下,医疗护理安全就会得到有效的保障。因此护理管理者首先要提高护理人员护理风险意识,才能确保护理安全。

2.护理风险管理与护理安全管理的概念

(1)护理风险管理是指对患者、医务人员、医疗护理技术、药物、环境、设备、制度、程序等不安全因素进行管理的活动。即采用护理风险管理程序的方法,有组织、有系统地消除或减少护理风险事件的发生及风险对患者和医院的危害及经济损失,以保障患者和医务人员的安全。

(2)护理安全管理是指为保证患者身心健康,对各种不安全因素进行有效控制。通过护理安全管理可以提高护理人员安全保护意识,最大限度降低不良事件的发生率,是护理质量管理中的重要组成部分。

因此,安全管理强调的是减少事故及消除事故,而风险管理是为了最大限度地减少由于各种风险因素而造成的风险损失,其管理理念是提高护理风险防范意识,预防风险的发生。风险管理不仅包含了预测和预防不安全事件的发生,而且还延伸到保险、投资甚至政治风险等领域,以此达到保证患者及医务人员的人身安全。由于护理风险管理与安全管理的着重点不同,也就决定了它们控制方法的差异。

3.护理风险管理的理念

护理风险管理的理念即将发生不良事件后的消极管理变为事件发生前的前馈控制。瑞士奶酪模式已经用于临床风险的管控,其理论也被称为"累积行为效应"。该理论认为在一个组织中,事件的发生有四个层面(四片奶酪)的因素,包括组织的影响、不安全监管、不安全行为先兆、不安全的操作行为。每一片奶酪代表一层防御体系,每片奶酪上的孔洞代表防御体系中存在的漏洞和缺陷。这些孔的位置和大小都在不断变化,当每片奶酪上的孔排列在一条直线上时,风险就会穿过所有防御屏障上的孔,导致风险事件的发生。如果每个层面的防御屏障对其漏洞互相拦截,系统就不会因为单一的不安全行为导致风险事件的发生。因此,加强护理风险防范和管理则需要不断强化护理人员的风险防范意识,加强过程质量中各环节质量监管,人人强化质量第一、预防为主、及时发现安全问题,通过事前控制将可能发生的风险事件进行预警,防止不良事件的发生,保证患者安全。

(二)护理风险管理程序

护理风险管理程序是指对患者、工作人员、探视者等可能产生伤害的潜在风险进行识别、评估,采取正确行动的过程。

1.护理风险的识别

护理风险的识别是对潜在的和客观存在的各种护理风险进行系统、连续的识别和归类,并分析产生护理风险事件原因的过程。常用的护理风险识别方法有以下几种。

(1)鼓励护理人员、护士长及时上报风险事件,掌握可能发生风险事件的信息,以利于进一步监控全院风险事件的动态,制定回避风险的措施,以杜绝类似事件的发生。

(2)通过常年积累的资料及数据分析掌握控制风险的规律,使管理者能抓住管理重点,如各类风险事件过程质量中的高发部门、高发时间、高发人群等,针对薄弱环节加强质量控制,规避风险事件。

(3)应用工作流程图,包括综合流程图及高风险部分的详细流程图,了解总体的医疗护理风险分布情况,全面综合地分析各个环节的风险,以预测临床风险。

(4)采用调查法,通过设计专用调查表调查重点人员,以掌握可能发生风险事件的信息。

2.护理风险的评估

护理风险的评估是在风险识别的基础上进行的。评估的重点是识别可能导致不良事件的潜在危险因素。即在明确可能出现的风险后,对风险发生的可能性及造成损失的严重性进行评估,对护理风险进行定量、定性地分析和描述并对风险危险程度进行排序,确定危险等级,为采取相应风险预防管理对策提供依据。风险评估方法可参照第四章第三节"护理质量管理方法"的内容。

3.护理风险的控制

护理风险控制是护理风险管理的核心,是针对经过风险的识别衡量和评估之后的风险问题所应采取的相应措施,主要包括风险预防及风险处置两方面内容。

(1)风险预防:在风险识别和评估基础上,对风险事件出现前采取的防范措施,如长期进行风险教育、加强新护士规范化培训、举办医疗纠纷及医疗事故防范专题讲座等,强化护理人员的职业道德、风险意识及法律意识,进一步增强护理人员的责任感,加强护理风险监控。

(2)风险处置:包括风险滞留和风险转移两种方式。①风险滞留是将风险损伤的承担责任保留在医院内部,由医院自身承担风险。②风险转移是将风险责任转移给其他机构,最常见的风险控制方式如购买医疗风险保险,将风险转移至保险公司,达到对医护人员自身利益的保护。

4.护理风险的监测

护理风险的监测是对风险管理手段的效益性和适用性进行分析、检查、评估和修正。如通过调查问卷、护理质控检查、理论考试等方法获得的数据进行分析和总结,评价风险控制方案是否最佳,所达效果如何,以完善内控建设,进一步提高风险处理的能力并为下一个风险循环管理周期提供依据。

二、护理安全文化与护理行为风险管理

在护理活动中,存在诸多影响安全的因素,其中人的护理行为是最重要的因素之一。因此,安全文化建设是护理人员安全意识和行为的导向,只有在医院中建立一种积极的安全文化,才能营造以人为本的安全氛围,不断提高护理安全文化素质,促使安全护理成为自觉的行为,以将护理风险降到最低限度。

(一)安全文化概念

1.安全文化

早在 1986 年,国际原子能机构的国际和安全咨询组在苏联切尔诺贝利核电站核泄漏事故报道中,首次提出"安全文化",即实现安全的目标必须将安全文化渗透到所要进行的一切活动中,进一步树立了安全管理的新理念。

安全文化即借助一种文化氛围,将"以人为本"的理念渗透在安全管理的过程中,通过潜移默化的教育、影响塑造良好的安全素质,营造一种充满人性,互为尊重、关爱的人文氛围,使之形成一种安全高效的工作环境,以建立起安全可靠的保障体系。

2.护理安全文化

护理人员在护理实践中通过长期的安全文化教育和培养,进一步强化其质量意识、责任意识、法规意识、风险意识,并通过潜移默化的渗透使外在教育与影响,自觉渗透到内心之中,变为内在信念,形成能够约束个人思想和行为,凝聚其道德规范、价值观念为准则的精神因素的总和,以此激发护士内在的潜能,将安全第一、预防为主的理念转化为自觉的行为,使其从"要我做"变为"我要做"的自律行为,保障护理安全。

(二)安全文化和安全法规在规范护理行为中的作用

2003 年,由 Singer 等提出:安全文化可以理解为将希波格拉底的格言"无损于患者为先"整合到组织的每一个单元,注入每一个操作规程之中,就是将安全提升到最优先地位的一种行为。

安全行为的建立可受多种因素影响,包括内因及外因的作用,其中安全文化和安全法规、规章对安全行为的影响最为重要。

1.安全文化对安全行为的影响

安全文化是无形的制度,它是依赖于内在的约束机制,发挥作用的自律制度。因此,安全文化有助于员工建立并形成自觉的安全行为准则、安全目标及安全价值观,使护理人员在护理实践中,逐步认识到自己对社会所承担的责任,并将个人的价值观和维护生命与健康重任统一起来,建立关爱患者、关爱生命的情感及良好的慎独修养,以高度的敬业精神不断完善自我行为,更好地履行安全法规、规范、操作规程,规避风险的发生。

2.安全法规规章对安全行为的影响

安全法规规章均为由国家制定并强制实施的行为规范,护理制度、护理常规均是在长期的护理实践中总结的客观规律,是指导护理行为的准则。两者均为有型的、并依赖外在约束发挥作用的他律制度,使其逐步形成护理人员所遵循的工作规范,因此具有强制性的管理作用。

安全行为的产生既要依赖于安全、法规、规章、制度,又要依赖于安全文化,两者之间是互补的关系。因为任何有形的安全制度都无法深入到护理过程的细枝末节中,也无法完全调动护理人员的安全创造力,因此安全文化只有与安全法规相结合,才能达到规范安全护理行为的效果。

3.营造非惩罚的安全文化

构建安全文化首先需要护理管理者更新观念,积极倡导安全文化,建立不良事件自愿报告系统。安全文化的重要标志之一是针对"系统+无惩罚环境",调动护理人员积极性,主动报告不良事件,并不受惩罚,畅通护理缺陷的上报系统,使被动的事后分析模式转变为主动汇报潜在隐患,有利于尽早发现不安全因素,调动护理人员主动参与护理安全管理,从根源上分析原因,并对系统加以改进,使护理人员从发生事件中得到启示,以有效预防护理风险的发生。

(三)护理行为风险的防范措施

(1)建立健全风险管理组织,使其风险管理活动有系统、有计划、有目的、有程序,以此形成长效、稳固的风险管理体系,保证临床护理工作的有效监管及控制护理风险的发生。

(2)护理管理者应根据行业标准要求,制定并及时修订相关的工作制度、操作规范、操作流程及各项护理风险预案,抓好安全管理的环节,并在其预案制定的基础上,进一步完善事件发生后的应急处理措施,使护理风险降至最低水平。

(3)各级护理管理人员应加强质量改进意识,在牢固树立"预防为主、强化一线、持续改进"等原则的基础上,充分运用现代护理安全管理工具和方法,针对临床质量问题建立院内护理质量评价体系,以此发现问题,聚焦重点,把握要因,落实对策,促进临床护理质量的持续改进。

(4)合理配置护理人力资源,使护理人员数量与临床实际工作相匹配,并根据护士资质、专业水平、工作经历等,合理构建人员梯队,使护理人员最大限度地发挥专长,进一步增强责任心和竞争意识,减少和避免护理行为不安全因素的发生。

（5）加强护理专业技术培训和继续医学教育，护理管理者需要有计划、有目的的结合专业需求，组织护士业务学习，选送护理骨干参加专科护士培训或外出进修，不断更新知识，以适应护理学科的发展。

（6）护理人员在工作中，要建立良好的护患关系，加强与患者的沟通，及时将可能发生的风险因素告知患者及家属，并在进行特殊治疗、检查、高风险的护理操作时，要认真履行告知义务，征得患者及家属的同意，并执行知情同意的签字手续，以将职业风险化解到最低限度。

（7）构建安全文化，将安全文化视为一种管理思路，运用到护理管理工作中，使安全文化的理念不断渗透在护理行为中，培养和影响护理人员的安全管理的态度及信念，并使护理人员能够从法规的高度认识职业的责任、权利和义务，规范安全护理行为，以建立安全的保障体系。

三、患者安全目标管理规范

随着医疗领域高科技设备在临床的广泛应用和药品更新的不断加快，医疗过程中的不安全因素日益凸显出来。患者安全和医疗护理过程中潜在的风险已成为世界各国医院质量管理关注的焦点。因此患者安全目标的制定对于进一步加强医疗安全管理、强化患者安全意识是至关重要的。

（一）严格执行查对制度，正确识别患者身份

患者身份确认是指医务人员在医疗护理活动中，通过严格执行查对制度对患者的身份进行核实，使所执行的诊疗活动过程准确无误，保证每一位患者的安全。

（1）对门诊就诊和住院患者执行唯一标识（医保卡、新型农村合作医疗卡编号、身份证、病案号等）管理，制定准确确认患者身份的制度和规程，并在全院范围内统一实施。

（2）建立使用腕带作为识别标识的制度，作为操作前、用药前、输血前等诊疗活动时识别患者的一种有效手段。①住院患者应佩戴腕带，特别是对手术部、重症监护病房（ICU、CCU、SICU、RICU）、急诊抢救室、新生儿科/室、意识不清、抢救、输血、不同语言、交流障碍及无自主能力的重症患者使用腕带识别患者身份。②腕带标识清楚，须注明患者姓名、性别、出生年月日、病案号等信息，有条件的医院建议使用带有可扫描自动识别的条码腕带识别患者身份。对于传染病、药物过敏、精神病等特殊患者，应有明显的识别标识（腕带、床头卡等）。③腕带佩戴前护士应根据病历填写腕带信息，双人核对后逐一与患者或其家属进行再次

核对,确认无误后方可佩戴。若腕带损坏或丢失时,仍需要双人按以上方法核对后立即补戴。④患者佩戴腕带应松紧适宜,保持皮肤完整、无损伤,手部血供良好。⑤患者出院时,须将腕带取下。

(3)在诊疗活动中,严格执行查对制度,确保对正确的患者实施正确操作。①在标本采集、给药或输液、输血或血制品、发放特殊饮食等各类诊疗活动前,必须严格执行查对制度,应至少同时使用两种患者身份识别方法(如姓名、年龄等患者信息,禁止仅以房间或床号作为识别的唯一依据)。如确认床号后,操作者持执行单核对床头卡/腕带相关患者信息并核对患者姓名,特别是在采血、药物治疗或输血操作时,操作者采用询问患者姓名方式,经核对无误后方可执行。②实施任何介入或有创诊疗活动前,操作者应亲自向患者或家属进行告知,作为最后确认手段,以确保对正确的患者实施正确的操作。③完善各转科关键流程的患者识别措施,健全转科交接登记制度。患者转科交接时执行身份识别制度和流程,尤其急诊、病房、手术部、ICU、产房、新生儿室之间转接的关键流程中,应建立并执行对患者身份确认的具体措施、交接程序及双方交接项目的记录文书,由双方签字。对新生儿、意识不清、语言交流障碍等原因无法向医务人员陈述自己姓名的患者,由患者陪同人员陈述患者姓名。

(4)职能部门应落实其督导职能并有记录。

(二)强化手术安全核查、手术风险评估制度及工作流程

强化手术安全核查、手术风险评估制度及工作流程,防止手术患者、手术部位及术式发生错误。

(1)多部门共同合作制定与执行"手术部位识别标识制度""手术安全核查"与"手术风险评估制度"以及其工作流程。

(2)择期手术患者在完成各项术前检查、病情和风险评估以及履行知情同意手续后方可下达手术医嘱。

(3)手术医师应在术前对患者手术部位进行体表标识,并主动请患者参与认定,避免错误手术的发生。

(4)接患者时将手术患者确认单与病历核对,确认后,手术室工作人员、病房护士与手术患者或家属共同核对患者信息、手术部位及标识三方核对无误并签字,确认手术所需物品及药品均已备妥,方可接患者。

(5)认真执行安全核查制度,手术医师、麻醉医师、手术室护士应共同合作实施三步安全核查流程,并进行三方确认签字。

第一步:麻醉实施前,由麻醉医师主持,三方根据手术安全核查单的内容,依次核对患者身份(姓名、性别、年龄、病案号)、手术方式、知情同意情况、手术部位与标识、麻醉安全检查、皮肤是否完整、术野皮肤准备、静脉通道建立情况、患者过敏史、抗菌药物皮试结果、术前备血情况、假体、体内置入物、影像学资料等内容。局部麻醉患者由手术医师、巡回护士和手术患者共同核对。

第二步:手术开始前,由手术医师主持,三方共同核查患者身份(姓名、性别、年龄)、手术方式、手术部位与标识,并确认风险预警等内容。手术物品准备情况的核查由手术室护士执行并向手术医师和麻醉医师报告。

准备切开皮肤前,手术医师、麻醉医师、巡回护士共同遵照"手术风险评估"制度规定的流程,实施再次核对患者身份、手术部位、手术名称等内容,并根据手术切口清洁程度、麻醉分级(ASA分级)、手术持续时间判定手术风险分级(NNIS)并正确记录。

第三步:患者离开手术室前,由巡回护士主持,三方共同核查患者身份(姓名、性别、年龄)、实际手术方式,术中用药、输血的核查,清点手术用物,确认手术标本,检查皮肤完整性、动静脉通路、引流管,确认患者去向等内容。

(6)手术安全核查项目填写完整。

(三)加强医务人员之间有效沟通程序

加强医务人员之间有效沟通程序,完善医疗环节交接制度,正确、及时传递关键信息。

(1)建立规范化信息沟通程序,加强医疗环节交接制度,包括医疗护理交接班、患者转诊转运交接、跨专业团队协作等。

(2)规范医嘱开具、审核、执行与监管程序及处理流程。①正确执行医嘱:在通常诊疗活动中医务人员之间应进行有效沟通,做到正确执行医嘱。对有疑问的医嘱护士应及时向医师查询,严防盲目执行,除抢救外不得使用口头或电话通知医嘱。只有在对危重症患者紧急抢救的特殊情况下,对医师下达的口头医嘱护士应复诵,经医师确认后方可执行,并在执行时实施双人核对,操作后保留安瓿,经二人核对后方可弃去。抢救结束后督促医师即刻据实补记医嘱。开具医嘱后,护士必须分别将医嘱打印或转抄至各类长期医嘱治疗单或执行单上,并由两人核对无误后在医嘱执行单上双人签名。医嘱执行后,执行护士在医嘱执行单上的执行栏内注明执行时间并签名。②患者"危急值"处理:护士在接获信息系统、电话或口头通知的患者"危急值"或其他重要的检验/检查结果时,必须规范、完整、准确地记录患者识别信息、检验结果/检查结果和报告者的信息(如姓名与电话),进行复述确认无误后及时向主管医师或值班医师报告,并做好记录。

(3)严格执行护理查对制度。①严格执行服药、注射、输液查对制度:执行药物治疗医嘱时要进行三查七对,即操作前、中、后分别核对床号、姓名、药名、剂量、浓度、时间、用法。清点药品时和使用药品前,要检查药品质量、标签、有效期和批号,如不符合要求不得使用。给药前注意询问有无过敏史;使用麻、精、限、剧药时要经过反复核对;静脉给药要注意有无变质,瓶口有无松动、裂缝,给予多种药物时,要注意配伍禁忌。摆药后必须经二人分次核对无误方可执行。②严格执行输血查对制度:要求在取血时、输血前、输血时必须经双人核对无误,方可输入。输血时须注意观察,保证安全。③严格执行医嘱查对制度:开医嘱、处方或进行治疗时,应查对患者姓名、性别、床号、病案号。医嘱下达后,办公室护士按要求处理并做到班班查对和签字。对有疑问的医嘱必须与医师进行核实,确认无误后方可执行。在紧急抢救的情况下,对医师下达的口头医嘱护士应清晰复诵,经医师确认后方可执行,并在执行时实施双人核对,操作后保留安瓿,经二人核对后方可弃去。抢救结束后督促医师即刻据实补记医嘱。整理医嘱单后,须经第二人查对。办公室护士及夜班护士每天各查对1次医嘱。护士长每天查对,每周组织大查对。建立医嘱查对登记本,办公室护士、夜班护士每天查对医嘱、护士长每周查对医嘱后应在登记本上记录医嘱核实情况并注明查对时间及查对者双签名。

(4)建立跨专业有效沟通的培训机制,减少医务人员之间沟通方式的差异,提供多种沟通方式,确保沟通准确、通畅、便捷。

(四)减少医院感染的风险

(1)严格执行手卫生规范,落实医院感染控制的基本要求:①按照手卫生规范正确配置有效、便捷的手卫生设备和设施,为执行手部卫生提供必需的保障与有效的监管措施。②医务人员在临床诊疗活动中,应严格遵循手卫生相关要求,尽可能降低医院内医疗相关感染的风险。③对医务人员提供手卫生培训,要求医务人员严格掌握手卫生指征,提高手卫生的依从性,正确执行六步洗手法,确保临床操作的安全性。

(2)医务人员在无菌操作过程中,应严格遵循无菌操作规范,确保临床操作的安全性。

(3)各临床科室应使用在有效期内的、合格的无菌医疗器械(器具、耗材)。

(4)有创操作的环境消毒,应当遵循医院感染控制的基本要求。

(5)各部门的医疗废物处理应当遵循医院感染控制的基本要求。

(五)提高用药安全

1.严格执行药品管理制度

(1)认真执行诊疗区药品管理规范。

(2)认真执行特殊药品管理制度/规范。①高浓度电解质(如超过0.9%的氯化钠溶液)、氯化钾溶液、磷化钾溶液、肌肉松弛药、细胞毒化疗药等特殊药品必须单独存放,禁止与其他药品混合存放,且有醒目标识。②有麻醉药品、精神药品、放射性药品、医疗用毒性药品及药品类易制毒化学品等特殊药品的存放区域、标识和贮存方法的相关规定。③对包装相似、听似、看似药品、一品多规或多剂型药物的存放有明晰的"警示标识",并且临床人员应具备识别能力。④药学部门应定期提供药物识别技能的培训与警示信息,规范药品名称与缩写标准。

2.严格执行服药、注射、输液安全用药原则

(1)转抄和执行医嘱均应严格执行核对程序,由转抄者或执行者签名。

(2)严格执行三查七对制度,保证患者身份识别的准确性。

(3)执行医嘱给药前认真评估患者病情,如发现患者不宜使用该药物时,应告知医师停止医嘱,保证患者安全。

(4)用药前仔细阅读药品说明书,开具与执行注射剂的医嘱时要注意药物的配伍禁忌,熟悉常用药物用量、给药途径、不良反应、处理方法等。

3.严格执行输液操作规程与安全管理制度

(1)医院应设有集中配置或病区配置的专用设施。

(2)护士应掌握配制药物的相关知识:静脉输液用药要合理按照输液加药顺序,分组摆药,双人核对;静脉输液时不可将两瓶以上液体以串联形式同时输入;评估患者并根据药物作用机制调节静脉输液速度,密切观察用药过程中输液反应,并制定其应急预案。

(3)药师应为医护人员、患者提供合理用药方法及用药不良反应的咨询。

(六)建立临床实验室"危急值"报告制度

危急值即某项危急值检验结果出现时,说明患者可能处于危险状态,此时临床医师如能及时得到检验信息,迅速给予患者有效的治疗措施,即可能抢救患者生命,否则失去最佳的抢救时机。

(1)医院应制定出适合本单位的"危急值"报告制度、流程及项目表。

(2)"危急值"报告应有可靠途径且医技部门(含临床实验室、病理、医学影像部门、电生理检查与内镜、血药浓度监测等)能为临床提供咨询服务。"危急值"

报告重点对象是急诊科、手术室、重症监护病房及普通病房等部门的急危重症患者。

（3）对"危急值"报告的项目实行严格的质量控制，尤其是分析前对标本的质量控制措施，如建立标本采集、储存、运送、交接、处理的规定并认真落实。

（4）"危急值"项目可根据医院实际情况认定，至少应包括有血钙、血钾、血糖、血气、白细胞计数、血小板计数、凝血酶原时间、活化部分凝血活酶时间等，是表示危及生命的检验结果。

（七）防范与减少患者跌倒、坠床、压疮等事件发生

1.防范与减少患者跌倒、坠床等意外事件的发生

（1）有防范患者跌倒、坠床的相关制度，并体现多部门协作。

（2）对住院患者跌倒、坠床风险评估及根据病情、用药变化再评估，并在病历中记录。

（3）主动告知患者跌倒、坠床风险及防范措施并有记录。

（4）医院环境有防止跌倒安全措施，如走廊扶手、卫生间及地面防滑。

（5）对特殊患者，如儿童、老年人、孕妇、行动不便和残疾等患者，主动告知跌倒、坠床危险，采取适当措施防止跌倒、坠床等意外，如警示标识、语言提醒、搀扶或请人帮助、床栏等。

（6）建立并执行患者跌倒/坠床报告与伤情认定制度和程序。

2.防范与减少患者压疮发生

（1）建立压疮风险评估与报告制度和程序。

（2）认真实施有效的压疮防范制度与措施。

（3）制定压疮诊疗与护理规范实施措施，并对发生压疮案例有分析及改进措施。

（4）护理部建立对上报压疮的追踪、评估及评价系统。

（八）加强全员急救培训，保障安全救治

（1）建立全员急救技能培训机制，确定必备急救技能项目，并有相关组织培训机构。

（2）对过敏性休克、火灾、地震、溺水、中暑、电梯事故、气管异物、中毒等进行应急培训和演练，对相关人员进行高级生命支持的培训。

（3）医院建立院内抢救车及药品规范管理制度，在规定的地点部署并实施统一的管理。

（4）定期对员工急救技能及应急能力进行考评,建立考评标准及反馈机制。

（5）加强员工急救时自身防护意识及自身救护能力评估,保障员工安全。

(九)鼓励主动报告医疗安全(不良)事件,构建患者安全文化

（1）建立主动报告医疗安全(不良)事件与隐患缺陷的制度与工作流程。

（2）建立多种上报途径,鼓励护理人员主动向上级部门(护理部、护理质控中心等)报告不良事件,提高不良事件上报率。

（3）进行不良事件上报相关制度和流程的全员培训,确保员工明确上报范畴、上报途径和上报流程。

（4）有医疗安全(不良)事件反馈机制,对重大不安全事件有根本原因分析,从医院管理体系、运行机制与规章制度等方面有针对性地制定持续改进对策,及时反馈并有记录。

（5）营造患者安全文化氛围,包括领导重视、组织承诺、管理参与、医务人员授权。

(十)鼓励患者参与医疗安全

（1）针对患者的疾病诊疗信息,为患者(家属)提供相关的健康知识的教育,协助患方对诊疗方案的理解与支持。①医院有为患者(家属)提供有关的健康知识教育及保护患者隐私的制度。②护理部对护理人员进行健康知识教育的技能培训。

（2）邀请患者主动参与医疗安全管理,尤其是患者在接受介入或手术等有创诊疗前,或使用药物治疗前,或输液输血前,有具体措施与流程。①患者在接受手术前告知患者手术目的与风险,邀请患者参与手术部位的确认。②患者在接受介入诊疗或有创性操作前告知患者诊疗目的与风险,邀请患者参与诊疗或操作部位的确认。③患者在接受药物治疗时,告知患者用药目的与可能发生的不良反应,邀请患者参与用药时的查对。④针对患者病情,向患者及其近亲属提供相应的健康教育,提出供其选择的诊疗方案。⑤患者在接受辅助检查时,要告知患者如何配合检查,邀请患者参与检查部位的确认。

（3）教育患者在就诊时应提供真实病情和真实信息,并告知其诊疗服务质量与安全的重要性。护士应及时与患者进行有效沟通,告知患者如何配合治疗的重要性。

(十一)加强医学装备及信息系统安全管理

（1）建立医学装备安全管理及监管制度,遵从安全操作使用流程,加强对装备警报的管理。完善医学装备维护和故障的及时上报、维修流程。

（2）建立医学装备安全使用的培训制度，为医务人员提供相关培训，确保设备仪器操作的正确性和安全性。

（3）规范临床实验室的安全管理制度，完善标本采集、检测、报告的安全操作流程，建立相关监管制度，确保临床实验室及标本的安全。

（4）落实医院信息系统安全管理与监管制度。

四、医疗事故的管理

自2002年9月1日起新的《医疗事故处理条例》（以下简称《条例》）开始实施，并对医疗事故作了明确界定，对规范护理行为起到了督促的作用。护理人员的法律意识不断增强，使从业人员知法、懂法并用法律规范个人行为，以保证护理工作安全有序地进行。

（一）医疗事故分级

医疗事故是指医疗机构及其医务人员在医疗活动中，违反医疗卫生管理法律、行政法规、部门规章制度和诊疗护理规范、常规或发生过失造成患者人身损害的事故。

根据对患者人身造成的损害程度，医疗事故分为四级。

一级医疗事故：造成患者死亡、重度残疾者。

二级医疗事故：造成患者中度残疾，器官组织损伤导致严重功能障碍者。

三级医疗事故：造成患者轻度残疾，器官组织损伤导致一般功能障碍者。

四级医疗事故：造成患者明显人身损害的其他后果者。

（二）医疗事故中医疗过失行为责任程度的标准

由专家鉴定组综合分析医疗过失行为在导致医疗事故损害后果中的作用，患者原有疾病状况等因素，判定医疗过失行为的责任程度。医疗事故中医疗过失行为责任程度分为以下几种。

1.完全责任

完全责任指医疗事故损害后果完全由医疗过失行为造成。

2.主要责任

主要责任指医疗事故损害后果主要由医疗过失行为造成，其他因素起次要作用。

3.次要责任

次要责任指医疗事故损害后果绝大部分由其他因素造成，医疗过失行为起次要作用。

4.轻微责任

轻微责任指医疗事故损害后果绝大部分由其他因素造成,医疗过失行为起轻微作用。

(三)医疗纠纷

患者或其他家属亲友对医疗服务的过程、内容、结果、收费或服务态度不满而发生的争执,或对同一医疗事件医患双方对其原因及后果、处理方式或轻重程度产生分歧发生争议,称为医疗纠纷。

(四)医疗护理事故或纠纷上报及处理规定

随着《条例》的颁布与实施,对医疗事故、纠纷处理已逐渐向法制化、规范化发展,对维护医患双方合法权益,保持社会稳定起到积极的作用。

1.医疗护理事故与纠纷上报程序

(1)在医疗护理活动中,一旦发生或发现医疗事故及可能引起医疗事故或纠纷的医疗过失行为时,当事人或知情人应立即向科室负责人报告;科室负责人应当及时向本院负责医疗服务质量监控部门及护理部报告;护理部接到报告后应立即协同院内主管部门进行调查核实,迅速将有关情况如实向主管院领导汇报。

(2)一旦发生或发现医疗过失行为,医疗机构及医务人员应当立即采取有效抢救措施,避免或减轻对患者身体健康的损害,防止不良后果。

(3)如果发现下列重大医疗护理过失行为,导致患者死亡或可能二级以上医疗事故者、导致3人以上人身损害后果者,医院应将调查及处理情况报告上一级卫生行政部门。

2.医疗护理事故或纠纷处理途径

(1)处理医疗事故与纠纷首要途径是立足于化解矛盾,即经过医患双方交涉,多方联系沟通,进行院内协商解决,避免矛盾激化。

(2)院内协调无效时,可申请由上级机构,即医学会医疗事故技术鉴定专家组进行医疗鉴定或医疗纠纷人民调解机构解决医疗纠纷。

(3)通过法律诉讼程序解决。

3.纠纷病历的管理规定

(1)病历资料的复印或者复制:医院应当由负责医疗服务质量监控的部门负责受理复印或者复制病历资料的申请。应当要求申请人按照下列要求提供有关证明:①申请人为患者本人时,应提供其有效身份证明。②申请人为患者代理人时,应提供患者及其代理人的有效身份证明、申请人与患者代理人关系的法定证明材料。③申请人为死亡患者近亲属时,应当提供患者死亡证明、申请人是死亡患者近亲属的法定证明材料。④申请人为死亡患者近亲属代理人时,应提供患者死亡证明、死亡患者近亲属及其代理人的有效身份证明、死亡患者与其近亲属关系的法定证明材料、申请人与其死亡患者近亲属代理关系的法定证明材料。⑤申请人为保险机构时,应当提供保险合同复印件、承办人员的有效身份证明、患者本人或者其代理人同意的法定证明材料。

(2)紧急封存病历程序:①患者家属提出申请后护理人员应及时向科主任、护士长汇报,同时向医务部门或专职人员汇报。若发生在节假日或夜间应直接通知医院行政值班人员。②在各种证件齐全的情况下,由医院管理人员或科室医护人员、患者家属双方在场的情况下封存病历(可封存复印件)。③封闭的病历由医院负责医疗服务质量监控部门保管,护理人员不可直接将病历交给患者或家属。

(3)封存病历前护士应完善的工作:①完善护理记录,要求护理记录要完整、准确、及时,护理记录内容与医疗记录一致,如患者死亡时间、病情变化时间、疾病诊断等。②检查体温单、医嘱单记录是否完整,医师的口头医嘱是否及时记录。

(4)可复印的病历资料:门(急)诊病历和住院病历中的住院志(入院记录)、体温单、医嘱单、化验单、医学影像检查资料、特殊检查同意书、手术同意书、手术及麻醉记录单、病理报告、护理记录、出院记录。

4.纠纷实物的管理

(1)疑似输液、输血、注射、药物等引起不良后果的,医患双方应共同对现场实物进行封存和启封,封存的现场实物由医院保管;需要检验的,应当由双方共同指定的、依法具有检验资质的机构进行检验;双方无法共同指定时,由卫生行政部门决定。

(2)疑似输血引起不良后果,需要对血液进行封存保管的医院应当通知提供该血液的采供血机构派专人到场。

五、《护士条例》《侵权责任法》与护理安全

《护士条例》和《侵权责任法》分别于2008年5月12日和2010年7月1日起正式颁布与实施。因此必须加强护理队伍的法制教育,树立正确法制观念,使之能够从法制的高度认识职业的责任、权利和义务,做到知法、守法、用法、依法施护,规范护理行为,防止医疗纠纷和事故的发生。

(一)护士权利和义务相关的法规

1.《护士条例》第 16 条规定

护士执业,应当遵守法律、法规、规章和诊疗技术规范的规定。这是护士职业的根本原则,既涵盖了相关法律、法规、规章等对护士职业的基本要求和对患者及其家属以及社会的各项义务,又包含了诊疗技术规范、行业标准等所规定的护士执业过程中应当遵守的具体规范。

2.《护士条例》第 17 条规定

护士在执业活动中,发现患者病情危急,应当立即通知医师;在紧急情况下为抢救垂危患者生命,应当先行实施必要的紧急救护。

护士发现医嘱违反法律、法规、规章或者诊疗技术规范规定的,应当及时向开具医嘱的医师提出;必要时,应当向该医师所在科室的负责人或者医疗卫生机构负责医疗服务管理的人员报告。

(1)关于紧急救护:当患者病情处于危急情况时,护士应当立即通知医师,并实施必要的紧急救护。当护士实施必要的抢救时,必须依照诊疗规范,根据患者实际情况以及自身的能力水平,征得患者及家属同意后,正确实施救护,以避免对患者造成伤害。

(2)执行医嘱是护士在护理活动中应当履行的一项重要职责。在执行医嘱过程中,如果发现医嘱有违反法律、法规、规章和临床技术规范等,怀疑医嘱存在错误时,提示护士应及时和医师沟通,提出质疑,修改医嘱。不可以执行错误医嘱,否则酿成严重后果,护士将与医师共同承担所引起的法律责任。

3.《护士条例》第 18 条规定

护士应当尊重、关心、爱护患者,保护患者的隐私。

(1)关爱患者:护士最根本的职业特征是体现人本观和人文精神,在工作中体现对患者人格、尊严的尊重。对患者关心和关爱体现在对患者生命与生存质量的关注。因此,护士应具有良好的职业精神,规范护理行为,提供优质的护理服务。

(2)尊重患者的隐私:隐私权是指每个公民应享有对个人信息在私人活动和私有领域进行支配的人格权。护士在工作中能够获悉患者的病史、症状、体征、家族史、个人生活习惯、嗜好等隐私。因此,护士有义务保护患者隐私,避免因泄露患者隐私而造成患者不良影响以及产生严重后果。同时,《侵权责任法》第 62 条中明确提出:医疗机构及其医务人员应当对患者隐私保密,泄露患者隐私或者未经患者同意公开其病例资料,造成患者损害时,应当承担侵权责任。

4.《护士条例》第 19 条规定

护士有义务参与公共卫生和疾病预防控制工作。发生自然灾害、公共卫生事件等严重威胁公众生命健康的突发事件,护士应当服从县级以上人民政府卫生主管部门或者所在医疗卫生机构的安排,参加医疗救护。

(1)参与公共卫生和疾病预防控制工作:公共卫生和疾病预防控制领域中的大量工作与护士工作有关,如传染病与地方病的预防与控制、精神病防治、母婴保健、儿童计划免疫等。护士作为卫生专业技术人员,有义务参与并应严格执行与其相关的法律、法规及技术操作规范,保障患者安全。

(2)发生突发事件:护士应当服从卫生主管部门或医疗卫生机构的安排,该项义务是护士的一项社会义务,在发生自然灾害、公共卫生突发事件时,护士的个人利益要服从社会和国家利益。如接到灾情报告或救援指示后,医务人员都要主动、及时到达现场,组织参加医疗救护。《护士条例》第 31 条规定:对于发生自然灾害、公共卫生事件等严重威胁公众生命健康的突发事件,不服从安排参加医疗救护的,根据情节给予相应处理。

(二)与护士执业注册相关的法规

1.《护士条例》第 21 条规定

医疗卫生机构不得允许未取得护士执业证书的人员、未依照护士条例第 9 条的规定办理执业地点变更手续的护士、护士执业注册有效期届满未延续执业注册的护士在本机构从事诊疗技术规范规定的护理活动。

(1)未取得护士执业证书的人员不能在医疗卫生机构从事诊疗、技术规范规定的护理活动。从事护理专业活动的人员必须具备护士执业资格。护士资质是护理专业从业人员具备的基本理论和护理实践、能力水平的标志。因此,《护士条例》第 7 条规定:护士执业,经执业注册取得《护士执业证书》者,方能在医疗卫生机构从事护理工作。

(2)按照《护士条例》第 9 条规定:护士在其执业注册有效期内变更执业地点时,应当向拟执业所在地的卫生主管部门报名并办理变更手续。如果护士在本地区医院进行调动,均需办理执业变更手续。未依照该规定办理执业地点变更手续的护士不能在医疗卫生机构从事诊疗技术规范规定的护理活动。

(3)《护士条例》第 8 条、第 10 条规定:护士执业注册有效期为 5 年,有效期满需要继续执业的,应当向本地区卫生主管部门申请延续注册。收到申请的卫生主管部门对具备本条例规定条件的,准予延续,延续执业注册有效期仍为

5年;对不具备本条例规定条件的,不予延续,并书面说明理由。护士执业注册有效期满未延续执业注册的护士不能在医疗卫生机构从事诊疗技术规范规定的护理活动。

2.《护士条例》第28条规定

如果医疗卫生机构违反条例规定,允许上述人员从事诊疗技术规范规定的护理活动,均由其卫生主管部门依据职责分工给予相应处分。

3.在《侵权责任法》第54条规定

患者在诊疗活动中受到损害,医疗机构及其医务人员有过错的,都存在违法行为。因此如果未能根据《护士条例》第2章中护士执业注册要求,未办理执业注册手续,未准予从事特定的护理活动而致患者在诊疗活动中受到损害,即判定医疗机构及当事人有过错,即为违法行为。

(三)与法律责任相关的法规

1.《护士条例》第31条规定

护士在执业活动中有下列情形之一的:①发现患者病情危急未立即通知医师的;②发现医嘱违反法律、法规、规章或者诊疗技术规范的规定,未依照本条例第17条的规定提出或者报告的;③泄露患者隐私的;④发生自然灾害、公共卫生事件等严重威胁公众生命健康的突发事件,不服从安排参加医疗救护的。均由所在地卫生主管部门依据职责分工给予相应处理,情节严重的吊销其护士执业证书。

2.依据《侵权责任法》第58条

即患者有损害,因违反法律、行政法规、规章以及其他有关诊疗规范的规定,推定医疗机构有过错,即为违法行为。

3.《侵权责任法》第57条规定

医务人员在诊疗活动中,未尽到当时的医疗水平相应的诊疗义务,造成患者损害,应承担赔偿责任。因此护理人员必须遵循《护士条例》第24条:医疗卫生机构应当制定、实施本机构护士在职培训计划,并保证护士接受培训。护士培训应当注重新知识、新技术的应用,根据临床专科护理发展和专科护理岗位的需要,开展对护士的专科护理培训,以为患者提供与当时的行业标准及技术规范相符合的护理技术。

4.《侵权责任法》第58条规定

患者有损害,因隐匿或者拒绝提供与纠纷有关的病历资料,伪造、篡改或者销毁病历资料,推定医疗机构有过错。因此护理人员必须遵循病历书写相关要求,护理记录书写应遵循客观、真实、准确、及时、完整的原则,抢救患者应及时、据实记录,不得随意伪造、篡改病历,否则即为违法行为,并承担责任。《侵权责任法》第61条:医疗机构及其医务人员应当按照规定填写并妥善保管住院志、医嘱单、检验报告、手术及麻醉记录、病理资料、护理记录、医疗费用等病历资料。患者要求查阅、复制的病历资料,医疗机构应当提供。因此护理人员应按规定书写记录,并妥善保管病历资料。在患者提出要求时,应遵循医疗事故处理条例中有关病历纠纷管理规定复印。

5.《侵权责任法》第59条规定

因药品、消毒药剂、医疗器械的缺陷,或者输入不合格的血液造成患者损害的,患者可以向生产者或者血液提供机构请求赔偿,也可以向医疗机构请求赔偿。患者向医疗机构请求赔偿的,医疗机构赔偿后,有权向负有责任的生产者或者血液提供机构追偿。因此,护士在执行药物治疗过程中,必须严格执行技术操作规范。如查对药品及溶媒名称、剂量、浓度、性质、批号、有效期等药品质量。使用医疗器具、器材时必须检查产品是否合格,如包装有无破损、产品是否在有效期内等,对不合格者及时通知主管部门。疑似输血引起患者不良后果,需要对血液进行封存保管,应由主管部门通知提供该血液的供血机构派专人到现场处理。

六、护理不良事件的管理

不良事件是指在诊疗护理活动中,因违反医疗卫生法律、规章和护理规范、常规等造成的任何可能影响患者的诊疗结果、增加患者痛苦和负担并可能引发护理纠纷或事故的事件。医院应积极倡导、鼓励医护人员主动报告不良事件,通过对"错误"的识别能力和防范能力,使医院在质量管理与持续改进活动过程中,提升保障患者安全的能力。

(一)护理不良事件的分级

护理不良事件按照事件的严重程度分为四个等级。

Ⅰ级(警讯事件):非预期的死亡,或是非疾病自然进展过程中造成永久性功能丧失。

Ⅱ级(不良后果事件):在疾病医疗过程中因诊疗活动而非疾病本身造成的患者机体与功能损害。

Ⅲ级(未造成后果事件):虽然发生了错误事件,但未给患者机体与功能造成任何损害,或虽有轻微后果但不需任何处理可完全康复。

Ⅳ级(临界错误事件):由于及时发现,错误事件在对患者实施之前被发现并得到纠正。

(二)护理不良事件的分类

1.药物事件

药物事件即给药过程相关的不良事件,如医嘱开立、配液、输液过程相关的不良事件。

2.输血事件

与输血过程相关的不良事件,如自医嘱开立、备血、输血过程相关的不良事件。

3.手术事件

在手术前、手术中、手术后过程中的不良事件。

4.医疗处置事件

与医疗护理措施及治疗处置相关的不良事件。

5.院内非预期心跳、呼吸骤停事件

即发生在院内,非原疾病病程可预期的心脏呼吸骤停事件。

6.管路事件

任何管路滑脱、自拔、错接、阻塞、未正常开启等事件。

7.跌倒/坠床事件

因意外跌倒/坠床而造成不良事件。

8.组织损伤事件

因手术、卧床等因素而致压疮、烫伤、静脉注射因药物外渗而致组织损伤等不良事件。

9.检查、检验病理标本事件

与检查、检验等病理标本等过程相关的不良事件。

10.其他事件

除上述类型以外的导致患者损伤的事件。

(三)护理不良事件报告系统

1.报告护理不良事件的原则

根据所报告事件的种类可分为强制性报告系统和自愿报告系统两种。

(1)强制性报告系统:针对Ⅰ级警讯事件、Ⅱ级不良后果事件,即因不良事件造成患者严重伤害或死亡事件,要求必须遵循主动、及时上报原则,有助于分析事件原因。

(2)自愿报告系统:针对Ⅲ级未造成后果事件、Ⅳ级临界错误事件鼓励自愿报告不良事件,遵循保密、非惩罚、自愿上报原则,充分体现了护理安全质量管理的人性化特点。

2.不良事件自愿报告系统的特点

(1)非惩罚性:报告者不用担心因为报告而受到责备和处罚。

(2)保密性:为患者、报告者和报告科室保密,不将有关上报信息泄露。

(3)独立性:报告系统应独立于任何有权处理报告者和组织的报告部门。

(4)时效性:上报事件应由临床专家及时分析,从而迅速提出改进建议,以为临床反馈准确而有指导价值的信息,有助于借鉴和防范相关事件的发生。

(5)系统性:能够针对系统将上报的不良事件进行深入分析,如对工作流程、管理体系、仪器、人、环境等问题提出改进建议,以避免事件再次发生。

3.不良事件报告系统途径

(1)匿名报告:发生事件的个人或他人通过电话、书面报告等形式报告至相关部门。

(2)建立不良信息网络上报系统:通过网络上报系统使不良事件上报更为规范化、系统化,同时简化了上报流程。目前系统上报护理不良事件主要包括给药事件、管路滑脱、跌倒、坠床、压疮、药物外渗、组织损伤、输血错误、手术核查等,报告内容主要包括事件名称、性质、发生时间、发生部门、涉及人员、事件结果、原因分析、采取对策等,内容简洁,便于上报及汇总分析。

4.SHEL模式在不良事件分析中的应用

国外学者认为个体犯错误的背后大多存在某种产生错误的条件和环境,并主要由系统缺陷所造成,并非仅由个人的因素所致。个人仅是一系列环节中最后一道关口,因此采用多角度的临床事件系统分析有助于安全体系的完善。本节仅介绍SHEL模式事故分析法。

S(Soft)为软件部分:包括医疗、护理人员的业务素质和能力,具体包括医德素质、专业素质、技术素质、身体素质等。

H(Hard)为硬件部分:指医疗护理人员工作相关的设备、材料、工具等硬件。

E(Environment)为临床环境:是指医疗护理人员工作的环境。

L(Litigant)为当事人及他人:从管理者及他人的因素(患者的违医行为等)分析,找出管理者存在的问题。

应用SHEL模式对临床护理不良事件分析发现,不良事件容易发生在以人为中心的与硬件、软件、环境等相关作用的界面上。因此,从系统观分析其事件的发生,是由上述因素相互作用的结果,很少由单一因素形成。对于所发生的不良事件,应从管理者及他人因素中进行分析,从而发现管理环节存在的问题及护理质量管理体系的缺陷并加以改善。

第四节　护理质量管理

一、护理质量管理原则

护理质量管理是指按照护理质量形成的过程和规律,对构成护理质量的各要素进行计划、组织、协调和控制,以保证护理服务达到规定的标准,满足和超越服务对象需要的活动过程。护理质量管理就是要管理好护理质量的每一个环节,并遵循 PDCA 持续改进原则,最终形成一套质量管理体系和技术方法,推动临床护理向着更加科学、规范、专业的方向发展。

(一)护理质量管理的理论基础

追溯美国医疗机构质量管理,历经"质量控制""质量保证""质量促进"三个阶段。美国学者 Donabedian 1969 年提出以"结构-过程-结果"模式为理论框架的三维质量结构模式,该模式也在 20 世纪 80 年代和 90 年代初期成为各国建立护理质量标准与评价的主要理论基础。

1.护理结构

护理结构包括护理部门的组织结构、管理层级、管理制度、护理人力配置、护理人员素质、护理培训、护理作业标准、护理技术手册及仪器设备等是否符合标准。

2.护理过程

护理过程指护理人员执行护理工作时是否依标准执行、护理过程中有无监测机制,以确保护理措施的执行是否达到可接受的水平、对于未达理想的护理过程是否进行分析,找出与标准不一致的问题,依持续改进的步骤进行改善。

3.护理结果

护理的最终目标是促进患者恢复健康状态或减轻痛苦、降低焦虑,包括患者现存或潜在的健康问题。护理结果的评价也包括患者疼痛减轻、健康护理知识提升、自我护理技能提升、减轻焦虑状态、患者对护理的满意度以及对与健康有关的行为改变。

(二)护理质量管理的原则

1.以患者为中心原则

患者是医院赖以生存和发展的基础，是医院存在的前提和决策的基础。因此，临床护理工作必须以患者为中心，为其提供基础和专业的护理服务，正确实施各项治疗和护理措施，为患者提供健康指导，并保证患者安全，把满足患者需求甚至超越患者期望作为质量管理的出发点。

2.预防为主的原则

预防为主就是质量管理要从根本抓起。首先，必须从护理质量的基础条件也就是结构层面进行控制，把好质量输入关，不合质量要求的人员不聘用，不合质量要求的仪器设备、药品材料不使用，未经质量教育培训的人员不上岗。其次是在过程层面把好每一个环节质量关，预见可能会出现的问题，防患于未然。

3.系统管理原则

医院是一个系统，由不同的部门和诸多过程组成，它们是相互关联、相互影响的。理解医院体系内各过程和诸要素之间的相互关系以及在实现组织目标过程中各自的作用和责任，并尽力关注关键过程，可以提高组织的协调性和有效性。只有将护理质量管理体系作为一个大系统，对组成管理体系中的各个要素加以识别、理解和管理，才能实现护理质量管理的目标要求。

4.标准化原则

质量标准化是护理质量管理的基础工作，只有建立健全质量管理制度才能使各级护理人员有章可循。护理质量标准化包括建立各项规章制度、各级人员岗位职责、各种操作规程以及各类工作质量标准等。在质量活动中，只有遵循各项标准，才能使管理科学化、规范化，这也是结构面管理的范畴。

5.数据化管理原则

一切让数据说话是现代质量管理的要求。通过完善的数据统计的数据分析体系，进行明确计量、科学分析并记录。管理者做决策时要求"以数据说话"，因为这样可以避免主观臆断。护理结构、过程、结果质量均可量化为护理质量指标，再用具体数据来表达，用于反映真正的护理质量。从指标的特征来看，构建和应用指标开展管理工作，给管理者提供了一个落实数据化管理的切入点。

6.全员参与原则

组织内的各级人员都是组织之本，只有所有成员都充分参与到目标的实现过程中,才能充分发挥他们的价值,为组织带来效益。各级护理人员都是组织的一分子,只有他们积极参与并充分发挥其潜能,才能为组织带来收益。为了有效激发全体护理人员参与质量管理的积极性,护理管理者必须重视人的作用,应重视培训,增强质量意识,引导他们自觉参与护理质量管理,充分发挥其主观能动性和创造性,不断提高护理质量。

7.持续改进原则

持续改进是指在现有水平不断提高服务质量、过程及管理体系有效性和效率的循环活动,是全面质量管理的精髓和核心。持续改进没有终点,只有不断进取、不断创新,在原有质量基础上不断定位更高标准,才能使护理质量始终处在一个良好的循环轨道。

8.实事求是原则

质量管理应从客观实际出发,确保数据和信息的精确性和可靠性,并使用正确的方法分析数据,使作出的决策是在基于充分的数据和事实分析的基础上,减少决策不当和避免决策失误。因此,护理质量管理要求管理者对护理服务过程进行监控和测量,从得到的数据和信息中分析患者要求的符合性以及护理服务过程的进展情况和变化趋势,增强对各种意见、决定的评审和改变的能力。

9.双赢原则

以企业管理为例,一个组织难以做到从原材料开始加工直至形成最终产品,而往往是由好几个组织一起协作完成。同理,护理只有与医疗、医技、后勤等部门在"双赢"的基础上共同合作,才能为患者提供更好的服务。另外还要考虑成本效益,在满足患者需求的前提下,不应盲目追求高质量,而应根据患者的需求为其提供适度质量的医疗服务。在对医疗质量进行评价时,不仅要求其技术上具备科学性和先进性,而且要求其经济上也是合理的。

二、护理质量管理内容

科学质量管理须以目标为导向,以数据为依据。护理部应强化质量改进意识,建立护理质量管理组织,制定护理质量目标、完善护理质量标准、进行相关人员培训、落实过程质量监管并及时评价效果进行持续改进。在质量管理过程中还应充分调动临床护士积极性,主动参与质量管理过程,使全员参与、持续改进。

(一)建立护理质量管理组织

护理部应下设护理持续质量改进委员会(质量管理组),人员构成合理,由护理院长、护理部主任、科护士长、病房护士长及护理骨干等组成,形成持续质量改进网络结构,对全院护理质量进行全员、全过程监控。委员会组长必须由护理部主任担任并参加护理质量检查,以便掌握全院护理质量动态、改进工作。护理质量持续改进委员会可根据实际情况下设护理质量监控委员会、护理质量标准修订委员会、护理质量保证委员会,并从病房管理、护理文件书写、护理安全、护理技术操作等方面设立相应的小组。

(二)制订护理质量目标

护理质量目标是护理质量管理工作的核心,应以书面形式体现。护理质量目标应与医院质量方针、目标一致。质量目标必须满足以下要求:①切实可行;②在规定时间内可以达到;③可测量或可定性;④目标之间按优先次序排列,不可以相互矛盾;⑤护理管理者应该随时根据政策、法规和竞争环境等方面的变化修订其质量目标。各管理部门可对总体目标进行分解,并且量化成具体的指标进行衡量,让各个组织成员的工作能够有的放矢。

(三)完善护理质量标准

护理质量标准包括与护理工作相关的执行标准、流程、制度、规范等。护理质量标准是进行质量管理和规范护理人员行为的依据,是保证护理工作正常运行和提高护理质量水平的重要手段。护理活动过程的各个环节若没有科学的质量标准,没有标准化的质量管理,护理工作将不能连续而有秩序地进行。

1.制订护理质量标准的原则

(1)可衡量性原则:没有数据就没有质量的概念,因此在制定护理质量标准时,要尽量用数据来表达,对一些定性标准也尽量将其转化为可计量的指标。

(2)科学性原则:制订护理质量标准不仅要符合法律法规和规章制度要求,而且要能够满足患者的需要,有利于规范护士行为、提高护理质量和医院管理水平,有利于护理人才队伍的培养,促进护理学科的发展。

(3)先进性原则:因为护理工作对象是患者,任何疏忽、失误或处理不当,都会给患者造成不良影响或严重后果。因此,要总结国内外护理工作正反两方面经验和教训,在充分循证的基础上,按照质量标准形成的规律制定标准。

(4)实用性原则:从客观实际出发,掌握医院目前护理质量水平与国内外护理质量水平的差距,根据现有人员、技术、设备、物资、时间、任务等条件,定出质量标准和具体指标,制定标准时应基于事实,略高于事实,即标准应是经过努力才能达到的。

(5)严肃性和相对稳定性原则:在制定各项质量标准时要有科学的依据和群

众基础,一经审定,必须严肃认真地执行,凡强制性、指令性标准应真正成为质量管理法规,其他规范性标准,也应发挥其规范指导作用。因此,需要保持各项标准的相对稳定性,不可随意更改。

2.制订护理质量标准的方法和过程

制定护理标准的方法和过程可以分为三个步骤。

(1)调查研究,收集资料:调查内容包括国内外有关标准资料、标准化对象的历史和现状、相关方面的研究成果,实践经验和技术数据的统计资料和有关方面的意见和要求等。调查方法要实行收集资料与现场考查相结合,典型调查与普查相结合,本单位与外单位相结合。调查工作完成后,要认真地分析、归纳和总结。

(2)拟定标准并进行验证:在调查研究的基础上,对各种资料、数据进行统计分析和全面综合研究,编写关于标准的初稿。初稿完成后发给有关单位、个人征求意见,组织讨论、修改形成文件,再通过试验验证,以保证标准的质量。

(3)审定、公布、实行:对拟定的标准进行审批,须根据不同标准的类别经有关机构审查通过后公布,在一定范围内实行。

在明确的目标指引下,有了完善的质量标准做基础,质量管理组应围绕目标,以标准为依据建立质量管理相关指标,也就是将目标"具体化"的过程,不仅可以帮助管理者确定哪些是核心的行动步骤,还可以在管理者评估行动有效性时,让指标成为管理者判断的标尺。管理者通过指标值的优劣可以直观判断行动有没有偏离目标。

(四)进行护理质量培训

质量培训是质量管理一项重要工作,是为提高护理人员的质量意识,传授质量管理的思想、理论、方法和手段等科学知识,获得保证服务质量的技能,而对不同年资、不同专业背景的护士进行专业能力的培训,对护理质量管理组成员进行质量管理方法和技术的培训等。通过培训可以提高全体护理人员的质量参与意识,使护理人员认识到自身在提高护理质量中的责任和价值,唤起他们自觉参与质量管理的积极性、主动性和创造性,从而提高整体护理质量,满足患者对护理服务的要求。质量培训的方法可依据培训对象、培训内容而定,可采用集中理论培训、远程视频会议、观摩交流、现场指导等多种形式增强培训效果。

(五)实施全面质量管理

全面质量管理即把单位质量管理看成一个完整系统,对影响护理质量的各要素、各过程进行全面的监控,保证护理工作按标准的流程和规范进行,及时发现可能存在的隐患,并采取纠正措施。涉及范围包括护理人员素质、护理技术管理、专科护理质量、护理服务质量、环境质量、各项护理指标的管理、设备管理、护理信息管理等。

(六)进行护理质量评价

护理质量评价是验证护理质量管理效果的必要手段。护理质量管理组应设专人负责质量评价。根据评价时间和内容分为定期评价和不定期评价,定期评价又分为综合性全面评价和专题对口评价两种,前者按月、季度或半年、一年进行,由护理部统计组织全面检查评价,但要注意掌握重点单位、重点问题。后者则根据每个时期的薄弱环节,组织对某个专题项目进行检查评价,时间根据任务内容而定,由质量管理人员按质量标准定期检查。不定期评价主要是各级护理管理人员、质量管理人员深入实际随时按护理质量标准要求进行检查。根据评价主体不同分为医院外部评价、上级评价、同级评价、自我评价和服务对象评价,多维度的评价更能客观、全面衡量质量管理的效果。

随着护理专业和循证医学快速发展,在落实质量管理的过程中,应充分使用现代质量管理工具,依托循证证据支持,推动证据向实践转化,用更多证据、更多改善、更多实践推动护理质量向更高水平发展。

三、护理质量管理方法

随着护理专业的不断发展,护理质量管理也逐步引入一些现代化、企业化管理模式,形成了很多成熟、规范、实用的管理方法。科学、适宜的管理方法不仅可以提高管理效率,还可以为质量管理积累经验和数据,为未来管理向信息化发展提供支持,现列举几种常用质量管理方法。

(一)PDCA 循环管理

PDCA 循环又称戴明环,是美国质量管理专家戴明博士提出来的,由计划(Plan)、实施(Do)、检查(Check)、处理(Action)四个阶段组成。它是全面质量管理所应遵循的科学管理工作程序,反映质量管理的客观规律,可以使管理人员的思想方法和工作步骤更加条理化、系统化、科学化。PDCA 包括的阶段和步骤如下。

1.计划阶段

计划阶段包括制定质量方针、目标、措施和管理项目等计划活动。这一阶段包括四个步骤:①分析质量现状,找出存在的质量问题,并对问题进行归类、整理;②分析产生质量问题的原因或影响因素,对上一个步骤列出的问题,进行详细分析,找出各种问题存在的原因以及影响护理质量的主要因素和次要因素;③找出影响质量的主要因素,根据工作任务,结合具体实际情况,对各种资料及问题进行分类,确定本次循环的质量管理目标;④针对影响质量的主要原因研究对策,制定相应的管理或技术措施,提出改进行动计划,并预测实际效果。计划要详尽、指标要具体、责任要明确、奖惩要分明。

2.实施阶段

按照预定的质量计划、目标、措施及分工要求付诸实际行动。按照要求将工作落实到各个部门和人员,按时、按量、按质地完成任务。

3.检查阶段

根据计划要求把执行结果与预定的目标对比,检查拟定计划目标的执行情况。在检查阶段,应对每一项阶段性实施结果进行全面检查、衡量和考查所取得的效果,注意发现新的问题,总结成功的经验,找出失败的教训,并分析原因,以指导下一阶段的工作。

4.处置阶段

对检查结果进行分析、评价和总结。具体分为两个步骤进行:首先把成果和经验纳入有关标准和规范之中,巩固已取得的成绩,进行总结和记录,失败的教训也要总结防止不良结果再次发生;然后把没有解决的质量问题或新发现的质量问题转入下一个 PDCA 循环,为制订下一轮计划提供资料。

PDCA 是一个不断循环、螺旋式上升、周而复始的运转过程,也是不断发现质量问题,不断改进质量,不断提高质量的过程。每转动一周就实现一个具体目标,使质量水平上一个新台阶,以实现质量持续的不断改进。

(二)品管圈

品管圈(quality control circle,QCC)是由同一现场工作人员或工作性质相近的人员,自下而上发起,利用团队成员主动自发的精神,并运用简单有效的品管方法与理念,对临床工作存在的问题进行持续改善。

1.品管圈主要步骤

品管圈活动步骤分为组圈、选定主题、现状分析、目标设定、对策拟定、对策实施、效果确认、标准化等步骤。

(1)组圈:品管圈一般由同部门、同场所的人员组成圈,一个圈以 5～10 人为宜。除圈长、圈员以外,还应有专业人员或管理人员做辅导员,指导小组解决困惑的问题。圈长除组织会议、开展活动以外,还应总体把控活动进度,使活动按照计划有序进行。

（2）选定主题：选择主题时应从迫切性、可行性、重要性、效益性几方面考虑，并依据医院目标管理的方向、方针或指引等综合而定，目标值应有客观数据做考量，包含动词、名词、衡量指标三个元素，通过活动效果评价能够判断问题是否改善。

（3）现状分析：应组织圈员到现场对现物进行现实观察，充分掌握现行工作内容，并对问题发生的相关原因进行解析，即对产生原因进行充分讨论、解析透彻，深入追查真因，找出关键所在。

（4）目标设定：目标必须要数据化，目标的设定与现况值、改善重点与圈能力有关。一般计算公式为目标值＝现况值-（现况值×改善重点×圈能力）。如目标值未达到时，也要在本次活动结束时说明原因，也可作为下一周期圈活动的改善依据。

（5）对策拟定与实施：结合真因提出可能的解决方案，全体圈员依据可行性、经济性、圈能力对所有对策进行评分，确定最终采纳的对策。对策拟定后，须获得上级领导核准后方可执行。

（6）效果确认：对策实施后，应进行效果确认。效果分为有形效果和无形效果。有形效果包括目标达成情况、直观的经济效益、流程改造等，无形效果包括团队的协作能力、圈员的个人能力提升、科室文化氛围形成等，最终形成的标准流程、作业规范等可以标准化推行。

2.品管圈注意事项

（1）品管圈提倡团队全员参与和自由发言，圈长应该以轻松愉快的管理方式，使护理人员主动自发地参与管理活动，开会时尊重不同意见，通过指名发言或反问等方式引导全体圈员发表自己的见解。

（2）开展品管圈时应正确、合理使用查检表、柏拉图、甘特图等质量管理工具，提高工作效率，并使改善过程更加科学、可信。此过程可充分使用品管工具，如现况分析时使用流程图列出与主题相关的作业流程，用查检表进行现场观察记录，用柏拉图归纳本次主题的重点，用鱼骨图分析问题相关的原因等。

（3）品管圈是以数据为基础的临床质量改善活动，因此收集的数据要充分、客观，能反映变化的程度，在数据整理、收集、分析过程中，也要采用正确的数据处理方法，保证数据的准确性。

（4）品管圈需要改进的问题往往不是护理一个专业能够独立完成的，应结合不同主题活动，与相关科室工作人员共同协作，通过专业合作共同推进临床质量改进。

3.失效模式与效应分析

失效模式与效应分析法(failure mode and effect analysis,FMEA)是系统性、前瞻性的分析法。用来评估系统和流程中容易发生失效的原因和将造成的后果,找出系统和流程中最需要改变的环节,以预防失效的发生,而不是等到失效发生造成不良后果才行动的方法。

将 FMEA 运用在护理管理工作时,可通过 FMEA 小组成员的集体讨论研究,分析护理工作流程中每一个环节或步骤,所有可能产生的不良后果及其对整个流程造成的可能影响,找出护理过程中的高危、高风险环节,着重预防,做到在不良事件发生之前采取相应护理措施,从而有效降低风险,确保护理质量。

FMEA 一般分为订立主题、组成团队、画出流程、执行分析、计算 RPN 值、评估结果、拟定改善计划 7 个步骤。

(1)订立主题:可以选择一个没有太多流程的主题来分析,如果流程太多,可以选择其中一个子流程来做 FMEA。

(2)组成团队:团队成员应包括流程中牵涉到的每一个人,如果是跨科流程,就需要组成一个跨部门的团队。

(3)画出流程:团队成员一起将流程的所有步骤用流程图的方式列出来,并将每个步骤编号。值得注意的是,团队对所有列出的步骤要达成共识,确认这些步骤可以正确地描述整个流程。

(4)执行分析:团队对流程中的每一个步骤都要列出所有可能的失效模式,然后针对每个列出的失效模式,找出所有可能原因。

(5)计算危机值(risk priority number,RPN):即计算问题的风险顺序数。包括发生可能性、被发现的可能性和严重性 3 个维度。每个维度在 1～10 分间选择一个数字代表其程度,如发生的可能性:1 表示"不可能发生",10 表示"发生的可能性很大",以此类推。3 个数值相乘即为该失效模式的 RPN 值。RPN值最低分是 1 分,最高分数是 1 000 分。计算 RPN 值不但可以帮助团队找出需要优先注意的问题,而且通过比较可改善前后 RPN,能够帮助评估改善的程度。

(6)评估结果:找出 RPN 值中排在前几位的失效模式,团队应该优先考虑改善这些失效模式。因为高 RPN 值的失效模式是最需要改善的部分,低 RPN 值的失效模式对流程的影响最小,应该把它们列在最后考虑。

(7)拟定改善计划:包括重新设计流程,以预防失效模式的发生;分析及测试新流程以及监测和追踪流程改善的效果。

4.根本原因分析

根本原因分析法(root cause analysis,RCA)是一种回顾性不良事件分析工具,是一个系统化的问题处理过程。采用 RCA 的方法分析护理质量,能够了解造成不良事件的过程及原因,找出系统和流程中的风险和缺点并加以改善。

1997 年美国首先引用 RCA 的方法在医院调查不良事件,目前国内许多医院护理部门用此方法分析护理不良事件,从人员、机器(设备)、材料、方法、环境5 个方面,确定近端原因,逐步找出问题的根本原因并加以解决。RCA 的主要步骤包括确定和分析问题原因,找出问题解决办法,并制定预防措施。

RCA 常用于分析与医疗护理相关的不良事件,目标是发掘 5"W"1"H"。What:发生了什么不良事件,造成了什么样的结果。Who:在哪个患者身上发生的,当事人是谁。When:发生的时间是什么时候。Where:在哪里发生。Why:为什么会发生。How:怎么样才能杜绝此类事情再发生。

在 RCA 的分析过程中,分析者着眼于整个护理质量体系及过程层面,而非护士个人执行行为的咎责。为了避免同类事件的发生,找出事件根本原因,产出可行的"行动计划",为护士创造安全的工作环境。RCA 步骤包括四个阶段。

第一阶段:进行 RCA 前的准备:主要包括组成团队、情境简述、收集事件相关信息。事件相关信息包括与事件当事人的谈话记录、病历记录、检验报告、与患者护理及病情相关的文件等。此外,相关使用器材的状况或物品、物证也应一并收集。

第二阶段:找出近端原因:以更细节具体的方式叙述事情的发生始末(包括人、时、地、如何发生)。画出时间线及流程图,确认事件发生的先后顺序,并列出可能造成事件的护理程序及执行过程是否符合规范,医院也许有制定与此事件有关的护理流程和指引,列出事件近端原因,收集测量资料以分析近端原因,针对近端原因及时采取干预措施。即使分析过程未完成,若已先找出近端原因,便可针对近端原因快速或马上做一些处理,以减少事件造成的进一步影响。

第三阶段:确定根本原因:列出与事件相关的组织及系统分类,从系统因子中筛选出根本原因。确定根本原因时可询问:①当此原因不存在时,问题还会存在吗?②原因被矫正或排除后,此问题还会因相同因子而再发生吗?③原因矫正或排除后还会导致类似事件发生吗?答"不会"者为根本原因,答"会"者为近端(促成)原因。确认根本原因之间的关系,避免只排除其中一个根本原因,而其他原因仍相互作用造成不同类型、但程度相当的事件发生。

第四阶段：制订改善计划和措施：首先找出降低风险的策略制定整改措施。制定整改措施的成员包括原小组成员，也可纳入相关方面的专家；拟定的解决方案经常是需要跨部门且是多学科的。从可能性、风险性、护士接受程度、成本等角度评估所拟定的整改措施。然后设计整改行动，遵循 PDCA 循环原则执行，并适时评价改善措施的成果。

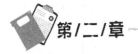

神经内科护理

第一节 特发性面神经麻痹

特发性面神经麻痹又称 Bell 麻痹,为面神经在茎乳孔以上面神经管内段的急性非化脓性炎症。

一、病因

病因不明,一般认为面部受冷风吹袭、病毒感染、自主神经功能紊乱造成面神经的营养微血管痉挛,引起局部组织缺血、缺氧所致。近年来也有认为可能是一种免疫反应。膝状神经节综合征则为带状疱疹病毒感染,使膝状神经节及面神经发生炎症所致。

二、临床表现

无年龄和性别差异,多为单侧,偶见双侧,多为吉兰-巴雷综合征。发病与季节无关,通常急性起病,数小时至 3 天达到高峰。病前 1~3 天患侧乳突区可有疼痛。同侧额纹消失、眼裂增大,闭眼时眼睑闭合不全,眼球向外上方转动并露出白色巩膜,称 Bell 现象。病侧鼻唇沟变浅,口角下垂。不能做噘嘴和吹口哨动作,鼓腮时病侧口角漏气,食物常滞留于齿颊之间。

若病变波及鼓索神经,尚可有同侧舌前 2/3 味觉减退或消失。镫骨肌支以上部位受累时,出现同侧听觉过敏。膝状神经节受累时,除面瘫、味觉障碍和听觉过敏外,还有同侧唾液、泪腺分泌障碍,耳内及耳后疼痛,外耳道及耳郭部位带状疱疹,称膝状神经节综合征。一般预后良好,通常于起病 1~2 周后开始恢复,2~3 个月痊愈。发病时伴有乳突疼痛、老年、糖尿病病史和动脉硬化者预后差。可遗有面肌痉挛或面肌抽搐。可根据肌电图检查及面神经传导功能测定判断面神经受损的程度和预后。

三、诊断与鉴别诊断

根据急性起病的周围性面瘫即可诊断。但需与以下疾病鉴别。

(1)吉兰-巴雷综合征:可有周围面瘫,多为双侧性,并伴有对称性肢体瘫痪和脑脊液蛋白-细胞分离。

(2)中耳炎迷路炎乳突炎等并发的耳源性面神经麻痹,以及腮腺炎肿瘤下颌化脓性淋巴结炎等所致者多有原发病的特殊症状及病史。

(3)颅后窝肿瘤或脑膜炎引起的周围性面瘫:起病较慢,且有原发病及其他脑神经受损表现。

四、治疗

(一)急性期治疗

以改善局部血液循环,消除面神经的炎症和水肿为主。如因带状疱疹所致的 Hunt 综合征,可口服阿昔洛韦 5 mg/(kg·d),每天 3 次,连服 7～10 天。①类固醇皮质激素:泼尼松(20～30 mg)每天 1 次,口服,连续 7～10 天。②改善微循环,减轻水肿:706 代血浆(羟乙基淀粉)或低分子右旋糖酐 250～500 mL,静脉滴注,每天 1 次,连续 7～10 天,亦可加用脱水利尿药。③神经营养代谢药物:维生素 B_1 50～100 mg,维生素 B_{12} 500 μg,胞磷胆碱 250 mg,辅酶 Q_{10} 5～10 mg等,肌内注射,每天 1 次。④理疗:茎乳孔附近超短波透热疗法,红外线照射。

(二)恢复期治疗

以促进神经功能恢复为主。①口服维生素 B_1、维生素 B_{12} 各 1～2 片,每天 3 次;地巴唑10～20 mg,每天 3 次。亦可用加兰他敏 2.5～5 mg,肌内注射,每天 1 次。②中药,针灸,理疗。③采用眼罩、滴眼药水、涂眼药膏等方法保护暴露的角膜。④病后 2 年仍不恢复者,可考虑行神经移植治疗。

五、护理

(一)一般护理

(1)病后两周内应注意休息,减少外出。

(2)本病一般预后良好,约80%的患者可在 3～6 周痊愈,因此应向患者说明病情,使其积极配合治疗,解除心理压力,尤其年轻患者,应保持健康心态。

(3)给予易消化、高热能的半流质饮食,保证机体足够营养代谢,增加身体抵抗力。

(二)观察要点

特发性面神经麻痹是神经科常见病之一,在护理观察中主要注意以下两方面的鉴别。

1.鉴别中枢性面瘫和周围性面瘫

中枢性面瘫是由对侧皮质延髓束受损引起的,故只产生对侧下部面肌瘫痪,表现为鼻唇沟浅、口角下坠、露齿、鼓腮、吹口哨时出现肌肉瘫痪,而皱额、闭眼仍正常或稍差。哭笑等情感运动时,面肌仍能收缩。周围性面瘫所有表情肌均瘫痪,不论随意或情感活动,肌肉均无收缩。

2.正确判断患病侧

面肌挛缩时病侧鼻唇沟加深,眼裂缩小,易误认健侧为病侧。如让患者露齿时可见挛缩侧面肌不收缩,而健侧面肌收缩正常。

(三)保护暴露的角膜及防治结膜炎

由于患者不能闭眼,因此必须注意眼的清洁卫生。①外出必须戴眼罩,避免尘沙进入眼内;②每天抗生素眼药水滴眼,入睡前用眼药膏,防治角膜炎或暴露性角结膜炎;③擦拭眼泪的正确方法是向上,以防止加重外翻。④注意用眼卫生,养成良好习惯,不能用脏手、脏手帕擦泪。

(四)保持口腔清洁防止牙周炎

由于患侧面肌瘫痪,进食时食物残渣常停留于患侧颊齿间,故应注意口腔卫生。①经常漱口,必要时使用消毒漱口液;②正确的刷牙方法应采用短横法或竖转动法两种方法,以去除菌斑及食物残片;③牙齿的邻面与间隙容易堆积菌斑而发生牙周炎,可用牙线紧贴牙齿颈部,然后在邻面做上下移动,每个牙齿 4～6 次,直至刮净;④牙龈乳头萎缩和齿间空隙大的情况下可用牙签沿着牙龈的形态线平行插入,不宜垂直插入,以免影响美观和功能。

(五)家庭护理

1.注意面部保暖

夏天避免在窗下睡觉,冬天迎风乘车要戴口罩,在野外作业时注意面部及耳后的保护。耳后及病侧面部给予温热敷。

2.平时加强身体锻炼

增强抗风寒侵袭的能力,积极治疗其他炎性疾病。

3.瘫痪面肌锻炼

因面肌瘫痪后常松弛无力,患者自己可对镜用手掌贴于瘫痪的面肌上做环形按摩,每天3～4次,每次15分钟,以促进血液循环,并可减轻患者面肌受健侧的过度牵拉。当神经功能开始恢复时,鼓励患者练习病侧的各单个面肌的随意运动,以促进瘫痪肌的早日康复。

第二节 视神经脊髓炎

视神经脊髓炎是免疫介导的主要累及视神经和脊髓的原发性中枢神经系统炎性脱髓鞘病。Devic(1849)首次描述了单相病程的视神经脊髓炎,称为Devic病。视神经脊髓炎在中国、日本等亚洲人群的中枢神经系统脱髓鞘病中较多见,而在欧美西方人群中较少见。

一、病因及发病机制

视神经脊髓炎的病因及发病机制尚不清楚。长期以来关于视神经脊髓炎是独立的疾病实体,还是多发性硬化的亚型一直存在争议。近年来研究发现中枢神经系统水通道蛋白4(AQP4)抗体是视神经脊髓炎较为特异的免疫标志物。与多发性硬化不同,视神经脊髓炎是以体液免疫为主、细胞免疫为辅的中枢神经系统炎性脱髓鞘病。由于视神经脊髓炎在免疫机制、病理改变、临床和影像改变、治疗和预后等方面均与多发性硬化有差异,故大部分学者认为视神经脊髓炎是不同于多发性硬化的疾病。

二、临床表现

(1)任何年龄均可发病,平均年龄为39岁,女:男比例为(5～10):1。

(2)单侧或双侧视神经炎及急性脊髓炎是本病主要表现,其初期可为单纯的视神经炎或脊髓炎,亦可两者同时出现,但多数先后出现,间隔时间不定。

(3)视神经炎可单眼、双眼间隔或同时发病。多起病急、进展快,视力下降可致失明,伴眶内疼痛,眼球运动或按压时明显。眼底可见视盘水肿,晚期可见视神经萎缩,多遗留显著视力障碍。

(4)脊髓炎可为横贯性或播散性,症状常在几天内加重或达到高峰,表现为双下肢瘫痪、双侧感觉障碍和尿潴留,且程度较重。累及脑干时可出现眩晕、眼震、复视、顽固性呃逆和呕吐、饮水呛咳及吞咽困难。根性神经痛、痛性肌痉挛较为常见。

(5)部分视神经脊髓炎患者可伴有其他自身免疫性疾病,如系统性红斑狼疮、干燥综合征、混合结缔组织病、重症肌无力、甲状腺功能亢进、桥本甲状腺炎、结节性多动脉炎等,血清学检查亦可检出抗核抗体、抗心磷脂抗体等。

(6)经典的视神经脊髓炎为单时相病程,在西方多见。80%～90%的视神经脊髓炎患者呈现反复发作病程,称为复发型视神经脊髓炎,常见于亚洲人群。

三、辅助检查

(一)脑脊液

细胞数增多显著,约 1/3 的单相病程及复发型患者单核细胞>50×10^6/L;复发型患者脑脊液蛋白增高明显,脑脊液蛋白电泳可检出寡克隆区带,但检出率较多发性硬化低。

(二)血清 AQP4 抗体

视神经脊髓炎血清 AQP4 抗体多为阳性,而多发性硬化多为阴性,为鉴别视神经脊髓炎与多发性硬化的依据之一。

(三)MRI 检查

视神经脊髓炎患者脊髓 MRI 的特征性表现为脊髓长节段炎性脱髓鞘病灶,连续长度一般≥3 个椎体节段,轴位像上病灶多位于脊髓中央,累及大部分灰质和部分白质。病灶主要见于颈段、胸段,急性期病灶处脊髓肿胀,严重者可见空洞样改变,增强扫描后病灶可强化。

(四)视觉诱发电位

P100 潜伏期显著延长,有的波幅降低或引不出波形。在少数无视力障碍患者中也可见 P100 延长。

(五)血清其他自身免疫抗体

视神经脊髓炎患者可出现血清抗核抗体谱阳性,包括抗核抗体、抗双链DNA、抗着丝粒抗体等。

四、治疗原则

视神经脊髓炎的治疗包括急性发作期治疗、缓解期治疗和对症治疗。

(一)急性发作期治疗

首选大剂量甲泼尼龙琥珀酸钠(甲强龙)冲击疗法,能加速视神经脊髓炎病情缓解。从每天 1 g 开始,静脉滴注 3～4 小时,共 3 天,剂量阶梯依次减半,甲强龙停用后改为口服泼尼松 1 mg/(kg·d),逐渐减量。对激素有依赖性患者,激素减量过程要慢,每周减 5 mg,至维持量每天15～20 mg,小剂量激素维持时间应较多发性硬化长一些。对泼尼龙冲击疗法反应差的患者,应用血浆置换疗法可能有一定效果。一般建议置换 3～5 次,每次用血浆 2～3 L,多数置换 1～2 次后见效。无血浆置换条件者,使用静脉注射免疫球蛋白可能有效,用量为 0.4 g/(kg·d),一般连续用 5 天为 1 个疗程。对合并其他自身免疫性疾病的患者,可选择激素联合其他免疫抑制剂如环磷酰胺治疗。

(二)缓解期治疗

主要通过抑制免疫达到降低复发率、延缓残疾的目的,需长期治疗。一线药物方案包括硫唑嘌呤联合泼尼松或者利妥昔单抗。二线药物可选用环磷酰胺、米托蒽醌、吗替麦考酚酯等,定期使用静脉注射免疫球蛋白或间断血浆交换也可用于视神经脊髓炎治疗。

(三)对症治疗

1.疲劳

药物治疗常用金刚烷胺或莫达非尼,用量均为每天 100～200 mg,早晨服用。职业治疗、物理治疗、心理干预及睡眠调节可能有一定作用。

2.行走困难

中枢性钾通道阻滞剂达方吡啶是一种能阻断神经纤维表面钾离子通道的缓释制剂,2010 年被美国食品和药品监督管理局批准用来改善各种类型多发性硬化患者的行走能力。推荐剂量为 10 mg(1 片)口服,每天 2 次,间隔 12 小时服用,24 小时剂量不应超过 2 片。常见不良反应包括泌尿道感染、失眠、头痛、恶心、灼热感、消化不良、鼻部及喉部刺痛等。

3.膀胱功能障碍

可使用抗胆碱药物解除尿道痉挛、改善储尿功能,如索利那新、托特罗定、非索罗定、奥昔布宁,此外,行为干预亦有一定效果。尿液排空功能障碍患者,可间断导尿,每天 3～4 次。混合型膀胱功能障碍患者,除间断导尿外,可联合抗胆碱药物或抗痉挛药物治疗,如巴氯芬、多沙唑嗪、坦索罗辛等。

4.疼痛

对急性疼痛,卡马西平或苯妥英钠可能有效。度洛西汀,普瑞巴林,加巴喷丁和阿米替林对感觉异常如烧灼感、紧束感、瘙痒感可能有效。穿加压长袜或戴手套对缓解感觉异常可能也有一定效果。

5.认知障碍

目前仍缺乏疗效肯定的治疗方法。可应用胆碱酯酶抑制剂如多奈哌齐。

6.抑郁

可应用选择性 5-羟色胺再摄取抑制剂类药物。心理治疗也有一定效果。

7.其他症状

如男性患者勃起功能障碍可选用西地那非治疗。眩晕症状可选择美克洛嗪、昂丹司琼或东莨菪碱治疗。

五、护理评估

(一)健康史

有无感染史(消化道、呼吸道),有无其他自身免疫性疾病如系统性红斑狼疮、干燥综合征、混合结缔组织病、重症肌无力、甲状腺功能亢进、桥本甲状腺炎、结节性多动脉炎等。

(二)症状

1.视神经损害

视力下降伴眼球胀痛,在眼部活动时明显。急性起病患者受累眼几小时或几天内部分或完全视力丧失。视野改变主要表现为中心暗点及视野向心性缩小,也可出现偏盲或象限盲;以视神经炎形式发病者,眼底早期有视盘水肿,晚期出现视神经萎缩。以球后视神经炎发病者早期眼底正常,晚期出现原发性视神经萎缩。

2.脊髓损害

脊髓损害为脊髓完全横贯性损害,症状常在几天内加重或达到高峰,表现为双下肢瘫痪、双侧感觉障碍和尿潴留,且程度较重。累及脑干时可出现眩晕、眼震、复视、顽固性呃逆和呕吐,饮水呛咳及吞咽困难。

(三)身体状况

1.生命体征

生命体征有无异常。

2.肢体活动障碍

有无受累部位肢体肌力、肌张力下降,有无感觉障碍。

3.吞咽困难

有无饮水呛咳、吞咽困难。

4.二便障碍

有无尿失禁、尿潴留、便秘。

5.视力障碍

有无视力丧失、下降,视野缺损,偏盲,复视等。

(四)心理状况

(1)有无焦虑、恐惧、抑郁等情绪。

(2)疾病对生活、工作有无影响。

六、护理诊断/问题

(一)生活自理能力缺陷

与肢体无力有关。

(二)躯体移动障碍

与脊髓受损有关。

(三)有受伤的危险

与视神经受损有关。

(四)有皮肤完整性受损的危险

与瘫痪及大小便失禁有关。

(五)便秘

与脊髓受累有关。

(六)潜在的并发症

感染,与长期应用激素导致机体抵抗力下降有关。

(七)有泌尿系统感染的危险

与长期留置尿管及卧床有关。

(八)知识缺乏

与疾病相关知识缺乏有关。

(九)焦虑

与担心疾病预后及复发有关。

七、护理措施

(一)环境与休息

保持病室安静舒适,病房内空气清新,温湿度适宜。病情危重的患者应卧床休息。病情平稳时鼓励患者下床活动,注意预防跌倒、坠床等不良事件的发生。

(二)饮食护理

指导患者进高热量、高蛋白质、高维生素食物,少食多餐,多吃新鲜蔬菜和水果。出现吞咽困难等症状时,进食应抬高床头,速度宜慢,并观察进食情况,避免呛咳。必要时遵医嘱留置胃管,并进行吞咽康复锻炼。

(三)安全护理

(1)密切观察病情变化,视力、肌力如有下降,及时通知医师。视力下降、视野缺损的患者要注意用眼卫生,不用手揉眼,保持室内光线良好,环境简洁整齐。将呼叫器、水杯等必需品放在患者视力范围内,暖瓶等危险物品远离患者。复视患者活动时建议戴眼罩遮挡一侧眼部,以减轻头晕症状。

(2)感觉异常的患者,指导其选择宽松、棉质衣裤,以减轻束带感。洗漱时,以温水为宜,可以缓解疲劳。禁止患者使用热水袋,避免泡热水澡。避免因过热而导致症状波动。

(四)肠道护理

排泄异常的患者嘱其养成良好的排便习惯,定时排便。每天做腹部按摩,促进肠蠕动,排便困难时可使用开塞露等缓泻药物。平时多食含粗纤维食物,以保证大便通畅。留置尿管的患者,保持会阴部清洁、干燥。定时夹闭尿管,协助患者每天做膀胱、盆底肌肉训练,增强患者控制膀胱功能的能力。

(五)基础护理

保持床单位清洁、干燥,保证患者"六洁四无"。定时翻身、拍背、吸痰,保持呼吸道通畅,保持皮肤完好。肢体处于功能位,每天进行肢体的被动活动及伸展运动训练。能行走的患者,鼓励其进行主动锻炼。锻炼要适度,并保证患者安全,避免外伤。

(六)用药护理

使用糖皮质激素应注意观察药物的不良反应及并发症,及时有效遵医嘱给予处理。注意观察生命体征、血糖变化。保护胃黏膜,避免进食坚硬、刺激性食物。长期应用药物者,要注意避免感染,并向患者及家属进行药物宣教,以取得其配合。使用免疫抑制剂应向患者及家属做好药物知识宣教,使其了解药物的使用注意事项及不良反应,注意观察药物不良反应,预防感染,定期抽血,监测血常规及肝肾功能。

(七)心理护理

要做好患者心理护理,介绍有关疾病知识,鼓励患者配合医护人员的治疗,做好长期治疗的准备,树立战胜疾病的信心,减轻恐惧、焦虑、抑郁等不良情绪,以促进疾病康复。

八、健康指导

(1)合理安排工作、学习,生活有规律。

(2)保证充足睡眠,保持积极乐观的精神状态,增加自我照顾能力和应对疾病的信心。

(3)避免紧张和焦虑的情绪。

(4)进行康复锻炼,以保持活动能力,强度要适度。

(5)正确用药,合理饮食。

第三节 三叉神经痛

三叉神经痛是指三叉神经分布范围内反复发作短暂性剧烈疼痛,分为原发性及继发性两种。前者病因未明,可能是某些致病因素使三叉神经脱髓鞘而产生异位冲动或伪突触传递,近年来由于显微血管减压术的开展,多数认为主要原因是邻近血管压迫三叉神经根所致。继发性三叉神经痛常见原因有鼻咽癌颅底转移、颅中窝脑膜瘤、听神经瘤、动脉瘤压迫、颅底骨折、脑膜炎、颅底蛛网膜炎、三叉神经节带状疱疹病毒感染等。

一、病因和发病机制

近年来由于显微血管减压术的开展,认为三叉神经痛的病因是邻近血管压迫了三叉神经根所致。绝大部分为小脑上动脉从三叉神经根的上方或内上方压迫了神经根,少数为小脑前下动脉从三叉神经根的下方压迫了神经根。血管对神经的压迫,使神经纤维挤压在一起,逐渐使其发生脱髓鞘改变,从而引起相邻纤维之间的短路现象,轻微的刺激即可形成一系列的冲动通过短路传入中枢,引起一阵阵剧烈的疼痛。

二、临床表现

多发生于 40 岁以上,女性略多于男性,多为单侧发病。突发闪电样、刀割样、钻顶样、烧灼样剧痛,疼痛仅限于三叉神经感觉支配区内,伴有面部抽搐,又称痛性抽搐,每次发作持续数秒钟至 1～2 分钟即骤然停止,间歇期无任何疼痛。在疲劳或紧张时发作较频。

三、治疗原则

三叉神经痛无论原发性或继发性,在未明确病因或难以查出病因的情况下均可用药物治疗或封闭治疗,以缓解症状,一旦确诊病因,应针对病因治疗,除非因高龄、身患严重疾病等因素难以接受者或病因去除治疗后仍疼痛发作,可继续采用药物治疗或封闭疗法。若服药不良反应大者亦可先选择封闭治疗。

四、治疗

(一)药物治疗

三叉神经痛的药物治疗,主要用于患者发病初期或症状较轻者。经过一段时间的药物治疗,部分患者可达到完全治愈或症状得到缓解,表现为发作程度减轻、发作次数减少。

目前应用最广泛的、最有效的药物是抗癫痫药。在用药方面应根据患者的具体情况进行具体分析,各药可单独使用,亦可互相联合应用。在药物治疗过程中,应特别注意各种药物不良反应,进行必要的检测,以免发生不良反应。

1.卡马西平

卡马西平对三叉神经脊束核及丘脑中央内侧核部位的突触传导有显著的抑制作用。用药达到有效治疗量后,多数患者于 24 小时内发作性疼痛即消失或明显减轻,文献报道,卡马西平可使 70% 以上的患者完全止痛,20% 的患者疼痛缓解,此药需长期服用才能维持疗效,多数停药后疼痛再现。不少患者服药后疗效有时会逐渐下降,需加大剂量。此药不能根治三叉神经痛,复发者再次服用仍有效。

用法与用量:口服,开始时每次 0.1～0.2 g,每天 1～2 次,逐日增加 0.1 g。每天最大剂量不超过1.6 g,取得疗效后,可逐日逐次减量,维持最小有效量。如最大剂量应用 2 周后疼痛仍不消失或减轻时,则应停止服用,改用其他药物或治疗方法。

不良反应有眩晕、嗜睡、步态不稳、恶心,数天后消失,偶有白细胞减少、皮疹,可停药。

2.苯妥英钠

苯妥英钠为抗癫痫药,在未开始应用卡马西平之前,该药曾被认为是治疗三叉神经痛的首选药物,本药疗效不如卡马西平,止痛效果不完全,长期使用止痛效果减弱,因此,目前已列为第二位选用药物。

本品主要通过增高周围神经对电刺激的兴奋阈值及抑制脑干三叉神经脊髓束的突触间传导而起作用。其疗效仅次于卡马西平,文献报道有效率为88%~96%,但需长期用药,停药后易复发。

用法与用量:成人开始时每次 0.1 g,每天 3 次口服。如用药后疼痛不缓解,可加大剂量到每天0.2 g,每天 3 次,但最大剂量不超过每天 0.8 g。取得疗效后再逐渐递减剂量,以最小量维持。肌内注射或静脉注射,每次 0.125~0.25 g,每天总量不超过 0.5 g。等渗盐水溶解后方可使用。

不良反应为长期服用该药或剂量过大,可出现头痛、头晕、嗜睡、共济失调及神经性震颤等。一般减量或停药后可自行恢复。本品对胃有刺激性,易引起厌食、恶心、呕吐及上腹痛等症状。饭后服用可减轻上述症状。长期服用可出现黏膜溃疡,多见于口腔及生殖器,并可引起牙龈增生,同时服用钙盐及抗过敏药可减轻。苯妥英钠可引起白细胞减少、视力减退等症状;大剂量静脉注射可引起心肌收缩力减弱、血管扩张、血压下降,严重时可引起心脏传导阻滞、心搏骤停。

3.氯硝西泮

本品为抗癫痫药,对三叉神经痛有一定疗效。服药 4~12 天,血浆药浓度达到稳定水平,为30~60 μg/mL。口服氯硝西泮后,30~60 分钟作用逐渐显著,维持 6~8 小时,一般在最初 2 周内可达最大效应,其效果次于卡马西平和苯妥英钠。

用法与用量:氯硝西泮药效强,开始为每天 1 mg,分 3 次服,即可产生治疗效果。而后每3 天调整 1 次药量(0.5~1 mg),直至达到满意的治疗效果,至维持剂量为每天 3~12 mg。最大剂量为每天20 mg。

不良反应有嗜睡、行为障碍、共济失调、眩晕、言语不清、肌张力低下等,对肝肾功能也有一定的损害,肝脏疾病者禁用。

4.山莨菪碱

山莨菪碱为从我国特产茄科植物山莨菪中提取的一种生物碱,其作用与阿托品相似,可使平滑肌松弛,解除血管痉挛(尤其是微血管),同时具有镇痛作用。本药对治疗三叉神经痛有一定疗效,近期效果满意,据文献报道有效率为76.1%～78.4%,止痛时间一般为2～6个月,个别达5年之久。

用法与用量:①口服,每次 5～10 mg,每天 3 次,或每次 20～30 mg,每天 1 次。②肌内注射,每次10 mg,每天 2～3 次,待疼痛减轻或疼痛发作次数减少后改为每次 10 mg,每天 1 次。

不良反应有口干、面红、轻度扩瞳、排尿困难、视近物模糊及心率增快等反应。以上反应多在1～3小时消失,长期用药不会蓄积中毒。青光眼和心脏病患者忌用。

5.巴氯芬

巴氯芬是抑制性神经递质 γ 氨基丁酸的类似物,临床试验研究表明本品能缓解三叉神经痛。用法:巴氯芬开始每次 10 mg,每天 3 次,隔天每天增加 10 mg,直到治疗的第2周结束时,将用量递增至每天 60～80 mg。每天平均维持量:单用者为50～60 mg,与卡马西平或苯妥英钠合用者为 30～40 mg。文献报道,治疗三叉神经痛的近期疗效,巴氯芬与卡马西平几乎相同,但远期疗效不如卡马西平,巴氯芬与卡马西平或苯妥英钠均具有协同作用,且比卡马西平更安全,这一特点使巴氯芬在治疗三叉神经痛方面颇受欢迎。

6.麻黄碱

本品可以兴奋脑啡肽系统,因而具有镇痛作用,其镇痛程度为吗啡的1/12～1/7。用法:每次 30 mg,肌内注射,每天 2 次。甲状腺功能亢进、高血压、动脉硬化、心绞痛等患者禁用。

7.硫酸镁

本品在眶上孔或眶下孔注射可治疗三叉神经痛。

8.维生素 B_{12}

文献报道,大剂量维生素 B_{12} 对治疗三叉神经痛确有较好疗效。方法:维生素 B_{12} 4 000 μg 加维生素 B_1 200 mg 加 2% 普鲁卡因 4 mL 对准扳机点做深浅上下左右 4 点式注药,对放射的始端做深层肌下进药,放射的终点做浅层四点式进药,药量可根据疼痛轻重适量进入。但由于药物作用扳机点可能变位,治疗时可酌情根据变位更换进药部位。

9.匹莫齐特

文献报道,用其他药物治疗无效的顽固性三叉神经痛患者本品有效,且其疗效明显优于卡马西平。开始剂量为每天 4 mg,逐渐增加至每天 12~14 mg,分2 次服用。不良反应以锥体外系反应较常见,亦可有口干、无力、失眠等。

10.维生素 B_1

维生素 B_1 在神经组织蛋白合成过程中起辅酶作用,参与胆碱代谢,其止痛效果差,只能作为辅助药物。用法与用量:①肌内注射每次 1 mg,每天 1 次,10 天后改为每周 2~3 次,持续 3 周为1 个疗程。②三叉神经分支注射,根据疼痛部位可做眶上神经、眶下神经、上颌神经和下颌神经注射。剂量每次 500~1 000 μg,每周2~3 次。③穴位注射,每次 25~100 μg,每周 2~3 次。常用颊车、下关、四白及阿是穴等。

11.激素

原发性三叉神经痛和继发性三叉神经痛的患者,其病理改变在光镜和电镜下都表现为三叉神经后根有脱髓鞘改变。在临床治疗中发现,许多用卡马西平、苯妥英钠等治疗无效的患者,改用泼尼松、地塞米松等治疗有效。这种激素治疗的原理与治疗脱髓鞘疾病相同,利用激素的免疫抑制作用达到治疗三叉神经痛的目的。由于各学者报道的病例少,只是对一部分卡马西平、苯妥英钠治疗无效者应用有效,其长期效果和机制有待进一步观察。剂量与用量:①泼尼松,每次5 mg,每天 3 次。②地塞米松,每次0.75 mg,每天 3 次。注射剂:每支 5 mg,每次5 mg,每天1 次,肌内或静脉注射。

(二)神经封闭法

神经封闭法主要包括三叉神经半月节及其周围支乙醇封闭术和半月节射频热凝法,其原理是通过乙醇的化学作用或热凝的物理作用于三叉神经纤维,使其发生坏变,从而阻断神经传导,达到止痛目的。

1.三叉神经乙醇封闭法

封闭用乙醇一般浓度在 80%左右(因封闭前注入局麻药,故常用 98%浓度的乙醇)。

(1)眶上神经封闭:适用于三叉神经第一支痛。方法:患者取坐或卧位,位于眶上缘中内1/3 交界处触及切迹,皮肤消毒及局麻后,用短细针头自切迹刺入皮肤直达骨面,找到骨孔后刺入,待患者出现放射痛时,先注入 2%利多卡因 0.5~1 mL,待眶上神经分布区针感消失,再缓慢注入乙醇 0.5 mL 左右。

（2）眶下神经封闭：在眶下孔封闭三叉神经上颌支的眶下神经。适用于三叉神经第二支痛（主要疼痛局限在鼻旁、下眼睑、上唇等部位）。方法：患者取坐或卧位，位于距眶下缘约 1 cm，距鼻中线 3 cm，触及眶下孔，该孔走向与矢状面成 40°～45°，长约 1 cm，故穿刺时针头由眶下孔做 40°～45°向外上、后进针，深度不超过 1 cm，患者出现放射痛时，操作同眶上神经封闭。

（3）后上齿槽神经封闭：在上颌结节的后上齿槽孔处进行。适用于三叉神经第二支痛（痛区局限在上臼齿及其外侧黏膜者）。方法：患者取坐或卧位，头转向健侧，穿刺点在颧弓下缘与齿槽嵴成角处，即相当于过眼眶外缘的垂线与颧骨下缘相交点，局部消毒后，先用左手手指将附近皮肤向下前方拉紧，继之以 4～5 cm 长穿刺针自穿刺点稍向后上方刺入直达齿槽嵴的后侧骨面，然后紧贴骨面缓慢深入 2 cm 左右，即达后上齿槽孔处，先注入 2%利多卡因，后再注入乙醇。

（4）颏神经封闭：在下颌骨的颏孔处进行，适用于三叉神经第三支痛（主要局限在颏部、下唇）。方法：在下颌骨上、下缘间的中点，相当于咬肌前缘和颏正中线之间中点找到颏孔，然后自后上方并与皮肤成 45°向前下进针刺入骨面，插入颏孔，以下操作同眶上神经封闭。

（5）上颌神经封闭：用于三叉神经第二支痛（痛区广泛及眶下神经封闭失效者）。上颌神经主干自圆孔穿出颅腔至翼腭窝。常用侧入法：穿刺点位于眼眶外缘至耳道间连线中点下方，穿刺针自该点垂直刺入深约 4 cm，触及翼突板，继之退针 2 cm 左右稍改向前方 15°重新刺入，滑过翼板前缘，再深入 0.5 cm 即入翼腭窝内，患者有放射痛时，回抽无血后，先注入 2%利多卡因，待上颌部感觉麻后，注入乙醇 1 mL。

（6）下颌神经封闭：用于三叉神经第三支痛（痛区广泛及眶下神经封闭失效者）。下颌神经主干自卵圆孔穿出。常用侧入法：穿刺点同上颌神经穿刺点，垂直进针达翼突板后，退针 2 cm 再改向上后方 15°进针，患者出现放射痛后，注药同上颌神经封闭。

（7）半月神经节封闭：用于三叉神经第二、三支痛或第一、二、三支痛，方法常用前入法：穿刺点在口角上方及外侧约 3 cm 处，自该点进针，方向后、上、内即正面看应对准向前直视的瞳孔，从侧面看朝颧弓中点，约进针 5 cm 处达颅底触及试探，当刺入卵圆孔时，患者即出现放射痛（下颌区），则再推进 0.5 cm，上颌部亦出现剧痛即进入半月节内。回抽无血、无脑脊液，先注入 2%利多卡因 0.5 mL 同侧面部麻木后，再缓慢注入乙醇 0.5 mL。

以上乙醇封闭法的治疗效果差异较大，短者数月，长者可达数年。复发者可重复封闭,但难以根治。

2.三叉神经半月节射频热凝法

该法首先由 Sweat(1974)提出,它通过穿刺半月节插入电极后用电刺激确定电极位置,从而有选择地用射频温控定量灶性破坏法,达到止痛目的。方法有以下几种。

(1)半月节穿刺:同半月节封闭术。

(2)电刺激:穿入成功后,插入电极通入 0.2～0.3 V,用 50～75 w/s 的方波电流,这时患者感觉有刺激区的蚁行感。

(3)射频温探破坏:电刺激准确定位后,打开射频发生器,产生射频电场,此时为进一步了解电极位置,可将温度控制在 42～44 ℃,这种电流可造成可逆性损伤并刺激产生疼痛,一旦电极位置无误,则可将温度增高,每次增加 5 ℃,增高至 60～80 ℃,每次 30～60 秒,在破坏第一支时,则稍缓慢加热并检查角膜反射。此方法有效率为 85％左右,但仍复发而不能根治。

3.三叉神经痛的 γ 刀放射疗法

1991 年,有学者利用 MRI 定位像输入 HP-9000 计算机进行定位和定量计算,选择三叉神经感觉根进脑干区为靶点照射,达到缓解症状目的,其疗效尚不明确。

五、护理

(一)护理评估

1.健康史评估

(1)原发性三叉神经痛是一种病因尚不明确的疾病。但三叉神经痛可继发于脑桥、小脑脚占位性病变压迫三叉神经,以及多发性硬化等所致。因此,应询问患者是否患有多发性硬化,检查有无占位性病变,每次面部疼痛有无诱因。

(2)评估患者年龄。此病多发生于中老年人。40 岁以上发病者占 70％～80％,女性略多于男性,比例为3:1。

2.临床观察与评估

(1)评估疼痛的部位、性质、程度、时间。通常疼痛无预兆,大多数人单侧疼痛,开始和停止都很突然,间歇期可完全正常。发作表现为电击样、针刺样、刀割样或撕裂样剧烈疼痛,每次数秒至2分钟。疼痛以面颊、上下颌及舌部最为明显;口角、鼻翼、颊部和舌部为敏感区。轻触即可诱发,称为扳机点;当碰及触发点如洗脸、刷牙时疼痛发作,或当因咀嚼、呵欠和讲话等引起疼痛。以致患者不敢做这些动作。表现为面色憔悴、精神抑郁和情绪低落。

(2)严重者伴有面部肌肉的反复性抽搐、口角牵向患侧，称为痛性抽搐。并可伴有面部发红、皮温增高、结膜充血和流泪等。严重者可昼夜发作，夜不成眠或睡后痛醒。

(3)病程可呈周期性。每次发作期可为数天、数周或数月；缓解期亦可数天至数年。病程愈长，发作愈频繁愈重。神经系统检查一般无阳性体征。

(4)心理评估。使用焦虑量表评估患者的焦虑程度。

(二)患者问题

1.疼痛

主要由于三叉神经受损引起面颊、上下颌及舌疼痛。

2.焦虑

与疼痛反复、频繁发作有关。

(三)护理目标

(1)患者自感疼痛减轻或缓解。

(2)患者述舒适感增加，焦虑症状减轻。

(四)护理措施

1.治疗护理

(1)药物治疗：原发性三叉神经痛首选卡马西平治疗。其不良反应为头晕、嗜睡、口干、恶心、皮疹、再生障碍性贫血、肝功能损害、智力和体力衰弱等。护理者必须注意观察，每1～2个月复查肝功能和血常规。偶有皮疹、肝功能损害和白细胞减少，需停药；也可按医师建议单独或联合使用苯妥英钠、氯硝西泮、巴氯芬、野木瓜等治疗。

(2)封闭疗法：三叉神经封闭是注射药物于三叉神经分支或三叉神经半月节上，阻断其传导，导致面部感觉丧失，获得一段时间的止痛效果。注射药物有无水乙醇、甘油等。封闭术的止痛效果往往不够满意，远期疗效较差，还有可能引起角膜溃疡、失明、脑神经损害、动脉损伤等并发症。且对三叉神经第一支疼痛不适用。但对全身状况差不能耐受手术的患者、鉴别诊断及为手术创造条件的过渡性治疗仍有一定的价值。

(3)经皮选择性半月神经节射频电凝治疗：在X线监视下或经CT导向将射频电极针经皮插入半月神经节，通电加热至65～75 ℃维持1分钟，可选择性地破坏节后无髓鞘的传导痛、温觉的Aβ和C细纤维，保留有髓鞘的传导触觉的

Aα和粗纤维,疗效可达90％以上,但有面部感觉异常、角膜炎、咀嚼无力、复视和带状疱疹等并发症。长期随访复发率为21％～28％,但重复应用仍有效。本方法尤其适用于年老体弱且不适合手术治疗的患者、手术治疗后复发者及不愿意接受手术治疗的患者。射频电凝治疗后并发症的观察护理:观察患者的恶心、呕吐反应,随时处理污物,遵医嘱补液补钾;询问患者有无局部皮肤感觉减退,观察其是否有同侧角膜反射迟钝、咀嚼无力、面部异样不适感觉。并注意给患者进餐软食,洗脸水温要适宜。如有术中穿刺方向偏内、偏深误伤视神经引起视力减退、复视等并发症,应积极遵医嘱给予治疗并防止患者活动摔伤、碰伤。

(4)外科治疗:①三叉神经周围支切除及抽除术,手术较简单,因神经再生而容易复发,故有效时间短,目前较少采用,仅限于第一支疼痛者姑息使用。②三叉神经感觉根切断术,经枕下入路三叉神经感觉根切断术,三叉神经痛均适用此种入路,手术操作较复杂,危险性大,术后反应较多,但常可发现病因,可很好保护运动根及保留部分面部和角膜触觉,复发率低,至今仍广泛使用。③三叉神经脊束切断术,此手术危险性太大,术后并发症严重,现很少采用。④微血管减压术,已知有85％～96％的三叉神经痛患者是由于三叉神经根存在血管压迫所致,用手术方法将压迫神经的血管从三叉神经根部移开,疼痛则会消失,这就是微血管减压术,因为微血管减压术是针对三叉神经痛的主要病因进行治疗,去除血管对神经的压迫后,约90％的患者疼痛可以完全消失,面部感觉完全保留,而达到根治的目的,微血管减压术可以保留三叉神经功能,运用显微外科技术进行手术,减小了手术创伤,很少遗留永久性神经功能障碍,术中手术探查可以发现引起三叉神经痛的少见病因,如影像学未发现的小肿瘤、蛛网膜增厚及粘连等,因而成为原发性三叉神经痛的首选手术治疗方法。

三叉神经微血管减压术的手术适应证:正规药物治疗一段时间后,药物效果不明显或疗效明显减退的患者;药物过敏或严重不良反应不能耐受者;疼痛严重,影响工作、生活和休息者。

微血管减压术治疗三叉神经痛的临床有效率为90％～98％,影响其疗效的因素很多,其中压迫血管的类型、神经受压的程度及减压方式的不同对其临床治疗和预后的判断有着重要的意义。微血管减压术治疗三叉神经痛也存在5％～10％的复发率,不同术者和手术方法的不同差异很大。研究表明,患者的性别、年龄、疼痛的支数、疼痛部位、病程、近期疗效及压迫血管的类型可能与复发存在一定的联系。导致三叉神经痛术后复发的主要原因有:①病程＞8年;②静脉为压迫因素;③术后无即刻症状消失者。三叉神经痛复发最多见于术后2年内,

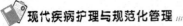

2 年后复发率明显降低。

2.心理支持

由于本病为突然发作的反复的阵发性剧痛,易出现精神抑郁和情绪低落等表现,护士应关心、理解、体谅患者,帮助其减轻心理压力,增强战胜疾病的信心。

3.健康教育

指导患者生活规律,合理休息、娱乐;鼓励患者运用指导式想象、听音乐、阅读等分散注意力,消除紧张情绪。

第四节 帕金森病

帕金森病由 James Parkinson(1817)首先描述,旧称震颤麻痹,是发生于中年以上的中枢神经系统慢性进行性变性疾病,病因至今不明。多缓慢起病,逐渐加重。其病变主要在黑质和纹状体。其他疾病累及锥体外系统也可引起同样的临床表现,称为震颤麻痹综合征或帕金森综合征。65 岁以上人群患病率为1 000/10 万,随年龄增加,男性稍多于女性。

一、临床表现

(一)震颤

肢体和头面部不自主抖动,这种抖动在精神紧张时和安静时尤为明显,病情严重时抖动呈持续性,只有在睡眠后消失。

(二)肌肉僵直,肌张力增高

表现为手指伸直,掌指关节屈曲,拇指内收,腕关节伸直,头前倾,躯干俯屈,髋关节和膝关节屈曲等特殊姿势。

(三)运动障碍

运动减少,动作缓慢,写字越写越小,精细动作不能完成,开步困难,慌张步态,走路前冲,呈碎步,面部缺乏表情。

(四)其他症状

多汗、便秘,油脂脸,直立性低血压,精神抑郁症状等,部分患者伴有智力减退。

二、体格检查

(一)震颤

检查可发现静止性、姿势性震颤,手部可有搓丸样动作。

(二)肌强直

患肢肌张力增高,可因均匀的阻力而出现"铅管样强直",如伴有震颤则似齿轮样转动,称为"齿轮样强直"。四肢躯干颈部和面部肌肉受累出现僵直,患者出现特殊姿态。

(三)运动障碍

平衡反射、姿势反射和翻正反射等障碍,以及肌强直导致的一系列运动障碍,写字过小症及慌张步态等。

(四)自主神经系统体征

仅限于震颤一侧的大量出汗和皮脂腺分泌增加等体征,食管、胃及小肠的功能障碍导致吞咽困难和食管反流,以及顽固性便秘等。

三、辅助检查

(一)MRI

唯一的改变为在 T_2 相上呈低信号的红核和黑质网状带间的间隔变窄。

(二)正电子发射体层摄影(PET)

可检出纹状体摄取功能下降,其中又以壳核明显,尾状核相对较轻,即使症状仅见于单侧的患者,也可查出双侧纹状体摄取功能降低。尚无明确症状的患者,PET 若检出纹状体的摄取功能轻度下降或处于正常下界,以后均可发病。

四、诊断

(一)诊断思维

(1)帕金森病实验室检查及影像学检查多无特殊异常,临床诊断主要依赖发病年龄、典型临床症状及治疗性诊断(即应用左旋多巴有效)。

(2)帕金森病诊断明确后,还须进行帕金森综合评分量表评分及分级,来评判帕金森病的严重程度并指导治疗。

(二)鉴别诊断

1.脑炎后帕金森综合征

昏睡性脑炎所致帕金森综合征已近70年未见报道,因此该脑炎所致脑炎后帕金森综合征也随之消失。近年来报道病毒性脑炎患者可有帕金森样症状,但本病有明显感染症状,可伴有脑神经麻痹、肢体瘫痪、抽搐、昏迷等神经系统损害的症状,脑脊液可有细胞数轻中度增高、蛋白增高、糖减低等。病情缓解后其帕金森样症状随之缓解,可与帕金森病鉴别。

2.肝豆状核变性

隐性遗传性疾病,约1/3有家族史,青少年发病,可有肢体肌张力增高、震颤、面具样脸、扭转痉挛等锥体外系症状。具有肝脏损害、角膜K-F环及血清铜蓝蛋白降低等特征性表现,可与帕金森病鉴别。

3.特发性震颤

特发性震颤属显性遗传病,表现为头、下颌、肢体不自主震颤,震颤频率可高可低,高频率者甚似甲状腺功能亢进,低频者甚似帕金森震颤。本病无运动减少、肌张力增高及姿势反射障碍,并于饮酒后消失,普萘洛尔治疗有效等,可与原发性帕金森病鉴别。

4.进行性核上性麻痹

本病也多发于中老年,临床症状可有肌强直、震颤等锥体外系症状。但本病有突出的眼球凝视障碍,肌强直以躯干为重,肢体肌肉受累轻而较好的保持了肢体的灵活性,颈部伸肌张力增高致颈项过伸与帕金森病颈项屈曲显然不同,均可与帕金森病鉴别。

5.Shy-Drager综合征

临床常有锥体外系症状,但因有突出的自主神经症状,如晕厥、直立性低血压、性功能及膀胱功能障碍,左旋多巴制剂治疗无效等,可与帕金森病鉴别。

6.药物性帕金森综合征

过量服用利舍平、氯丙嗪、氟哌啶醇及其他抗抑郁药物均可引起锥体外系症状,因有明显的服药史,并于停药后减轻可资鉴别。

7.良性震颤

良性震颤指没有脑器质性病变的生理性震颤(肉眼不易觉察)和功能性震颤。功能性震颤包括:①生理性震颤加强,肉眼可见,多呈姿势性震颤,与肾上腺素能的调节反应增强有关;也见于某些内分泌疾病,如嗜铬细胞瘤、低血糖、甲状腺功能亢进;②可卡因和酒精中毒及一些药物的不良反应;癔症性震颤,多有心源性诱因,分散注意力可缓解震颤;③其他:情绪紧张时和做精细动作时出现的震颤。良性震颤临床上无肌强直、运动减少和姿势异常等帕金森病的特征性表现。

五、治疗

(一)一般治疗

因本病的临床表现为震颤、强直、运动障碍、便秘和生活不能自理,故家属及医务人员应鼓励帕金森病早期患者多做主动运动,尽量继续工作,培养业余爱好,多吃蔬菜、水果或蜂蜜,防止摔跤,避免食用刺激性食物和烟酒。晚期卧床患者应勤翻身,多在床上做被动运动,以防发生关节固定、褥疮及坠积性肺炎。

(二)药物治疗

帕金森病宜首选内科治疗,多数患者可通过内科药物治疗缓解症状。

各种药物治疗虽能使患者的症状在一定时期内获得一定程度的好转,但皆不能阻止本病的自然发展。药物治疗必须长期坚持,而长期服药则药效减退和不良反应难以避免。虽然有相当一部分患者通过药物治疗可获得症状改善,但即使目前认为效果较好的左旋多巴或复方多巴(美多芭及信尼麦),也有15%左右的患者无效。用于治疗本病的药物种类繁多,现今最常用者仍为抗胆碱药和多巴胺替代疗法。

1.抗胆碱药物

该类药物最早用于帕金森病的治疗,常用者为苯海索 2 mg,每天 3 次口服,可酌情增加;东莨菪碱 0.2 mg,每天 3~4 次口服;甲磺酸苯扎托品 2~4 mg,每天 1~3 次口服。因甲磺酸苯扎托品对周围副交感神经的阻滞作用,不良反应多,应用越来越少。

2.多巴胺替代疗法

此类药物主要补充多巴胺的不足,使乙酰胆碱-多巴胺系统重获平衡而改善症状。最早使用的是左旋多巴,但其可刺激外周多巴胺受体,引起多方面的外周不良反应,如恶心、呕吐、厌食等消化道症状和血压降低、心律失常等心血管症状。目前不主张单用左旋多巴治疗,用它与苄丝肼或卡比多巴的复合制剂。常用的药物有美多芭、息宁或帕金宁。

(1)美多芭:是左旋多巴和苄丝肼 4:1 配方的混合剂。对病变早期的患者,开始剂量可用 62.5 mg,每天 3 次口服。如患者开始治疗时症状显著,则开始剂量可为 125 mg,每天 3 次;如效果不满意,可在第 2 周每天增加 125 mg,第 3 周每天再增加 125 mg。如果患者的情况仍不满意,则应每隔 1 周每天再增加 125 mg。如果美多芭的日剂量>1 000 mg,需再增加剂量只能每月增加 1 次。该药明显减少了左旋多巴的外周不良反应,但却不能改善其中枢不良反应。

(2)息宁:是左旋多巴和卡比多巴 10∶1 的复合物,开始剂量可用 125 mg,日服 2 次,以后根据病情逐渐加量。其加药的原则和上述美多芭的加药原则是一致的。帕金宁是左旋多巴和卡比多巴 10∶1 的复合物的控释片,它可使左旋多巴血浓度更稳定并达 4~6 小时,有利于减少左旋多巴的剂末现象、开始现象和剂量高峰多动现象。但是,控释片也有一些缺陷,如起效慢,并且由于在体内释放缓慢,有可能在体内产生蓄积作用,反而有时出现异动症的现象,改用美多芭后症状消失。

3.多巴胺受体激动剂

多巴胺受体激动剂能直接激动多巴胺能神经细胞突触受体,刺激多巴胺释放。

(1)溴隐亭:最常用,对震颤疗效好,对运动减少和强直均不及左旋多巴,常用剂量维持量为每天15~40 mg。

(2)甲磺酸培高利特:患者使用时应逐步增加剂量,以达到不出现或少出现不良反应的目的。一般来讲,增加到每天 0.3 mg 是比较理想的剂量,但对于个别早期的患者,可能并不需要增加到这个剂量,那么可以在其认为合适的剂量长期服用而不再增加。如果效果不理想,还可以根据病情的需要及对药物的耐受情况,每隔 5 天增加 0.025 mg 或 0.05 mg。

(3)吡贝地尔缓释片:使用剂量是每天 100~200 mg。可以从小剂量每天 50 mg开始,可逐渐增加剂量。在帕金森病的早期,可以单独使用吡贝地尔缓释片治疗帕金森病,剂量最大可增加至每天 150 mg。如果和左旋多巴合并使用,剂量可以维持在每天 50~150 mg。一般每使用250 mg左旋多巴,可考虑合并使用吡贝地尔缓释片 50 mg 左右。

(三)外科手术治疗

1.立体定向手术治疗

立体定向手术包括脑内核团毁损、慢性电刺激和神经组织移植。

(1)脑内核团毁损。①第一次手术适应证:长期服药治疗无效或药物治疗不良反应严重者;疾病进行性缓慢发展已超过 3 年者;年龄在 70 岁以下者;工作能力和生活能力受到明显限制者(按 Hoehn 和 Yahr 分级为Ⅱ~Ⅳ级);术后短期复发,同侧靶点再手术者。②第二次对侧靶点毁损手术适应证:第一次手术效果好,术后震颤僵直基本消失,无任何并发症者;手术近期疗效满意并保持在 12 个月以上者;年龄在 70 岁以下者;两次手术间隔时间要 1 年者;目前无明显自主神经功能紊乱症状或严重精神症状,病情仍维持在 Ⅱ～Ⅳ 级者。

禁忌证:症状很轻,仍在工作者;年老体弱者;出现严重关节挛缩或有明显精神障碍者;严重的心、肝、肾功能不全,高血压脑动脉硬化或有其他手术禁忌者。

(2)脑深部慢性电刺激:目前脑深部慢性电刺激最常用的神经核团为丘脑腹中间核、丘脑底核和苍白球腹后部。

慢性刺激术控制震颤的效果优于丘脑腹外侧核毁损术,后者发生并发症也常影响手术的成功。通过改变刺激参数可减少不必要的不良反应,远期疗效可靠。该法尚可用于非帕金森性震颤,如多发性硬化和创伤后震颤。

丘脑底核也是刺激术时选用的靶点。有学者(1994)报道应用此方法观察治疗一例运动不能的帕金森病患者。靶点定位方法为脑室造影,并参照立体定向脑图谱,同时根据慢性电极刺激和电生理记录进行调整。发现神经元活动自发增多的区域位于 AC-PC 平面下 2～4 mm,AC-PC 线中点旁 10 mm。对该处进行 130 Hz 刺激,可立即缓解运动不能症状(主要在对侧肢体),但不诱发半身舞蹈症等运动障碍。上述观察表明,对丘脑底核进行慢性电刺激可用于治疗运动严重障碍的帕金森病患者。

2.脑细胞移植和基因治疗

帕金森病脑细胞移植术和基因治疗已在动物试验上取得很大成功,但最近临床研究显示,胚胎脑移植只能轻微改善 60 岁以下患者的症状,并且 50％ 的患者在手术后出现不随意运动的不良反应,因此,目前此手术还不宜普遍采用。基因治疗还停留在实验阶段。

六、护理

(一)护理评估

1.健康史评估

(1)询问患者职业,农民的发病率较高,主要是他们与杀虫剂、除草剂接触有关。

(2)评估患者家族中有无患此病的人,帕金森病与家族遗传有关,患者的家族发病率为7.5％～94.5％。

(3)评估患者居住、生活、工作的环境,农业环境中神经毒物(杀虫剂、除草剂),工业环境中暴露重金属等是帕金森病的重要危险因素。

2.临床观察评估

帕金森病常为 50 岁以上的中老年人发病,发病年龄平均为 55 岁,男性稍多,起病缓慢,进行性发展,首发症状多为动作不灵活与震颤,随着病程的发展,可逐渐出现下列症状和体征。

(1)震颤:常为首发症状,多由一侧上肢远端(手指)开始,逐渐扩展到同侧下肢及对侧肢体,下颌、口唇、舌及头部通常最后受累,典型表现是静止性震颤,拇指与屈曲的示指间呈"搓丸样"动作,安静或休息时出现或明显,随意运动时减轻或停止,紧张时加剧,入睡后消失。

(2)肌强直:肌强直表现为屈肌和伸肌同时受累,被动运动关节时始终保持增高的阻力,类似弯曲软铅管的感觉,故称"铅管样强直";部分患者因伴有震颤,检查时可感到在均匀的阻力中出现断续停顿,如同转动齿轮感,称为"齿轮样强直",是由于肌强直与静止性震颤叠加所致。

(3)运动迟缓:表现为随意动作减少,包括行动困难和运动迟缓,并因肌张力增高、姿势反射障碍而表现一系列特征性运动症状,如起床、翻身、步行、方向变换等运动迟缓;面部表情肌活动减少,常常双眼凝视,瞬目运动减少,呈现"面具"脸;手指做精细动作如扣钮、系鞋带等困难;书写时字越写越小,呈现写字过小症。

(4)姿势步态异常:站立时呈屈曲体姿,步态障碍甚为突出,患者自坐位、卧位起立困难,迈步后即以极小的步伐向前冲去,越走越快,不能及时停步或转弯,称慌张步态。

(5)其他症状:反复轻敲眉弓上缘可诱发眨眼不止。口、咽、腭肌运动障碍,讲话缓慢,语音低沉、单调、流涎,严重时可有吞咽困难,还有顽固性便秘、直立性低血压等;睡眠障碍;部分患者疾病晚期可出现认知功能减退、抑郁和视幻觉等,但常不严重。

3.诊断性检查评估

(1)头颅 CT:CT 可显示脑部不同程度的脑萎缩表现。

(2)生化检测:采用高效液相色谱可检测到脑脊液和尿中高香草酸含量降低。

(3)基因检测:DNA 印迹技术、聚合酶链反应、DNA 序列分析等在少数家族性帕金森病患者中可能会发现基因突变。

(4)功能显像检测:采用 PET 与特定的放射性核素检测,可发现帕金森病患者脑内多巴胺转运蛋白功能显著降低,且疾病早期即可发现,D_2 型多巴胺受体活性在疾病早期超敏、后期低敏,以及多巴胺递质合成减少,对帕金森病的早期诊断、鉴别诊断及病情进展监测均有一定的价值。

(二)护理问题

1.运动障碍

帕金森病患者由于其基底核或黑质发生病变,以致负责运动的锥体外束发生功能障碍,患者运动的随意肌失去了协调与控制,产生运动障碍并随之带来一定的意外伤害。

(1)跌倒:震颤、关节僵硬、动作迟缓、协调功能障碍常是患者摔倒的原因。

(2)误吸:舌头、唇、颈部肌肉和眼睑亦有明显的震颤及吞咽困难。

2.营养摄取不足

患者常因手、头不自主的震颤,进食时动作太慢,常常无法独立吃完一顿饭,以致未能摄取日常所需热量,因此,约有 70% 的患者有体重减轻的现象。

3.便秘

由于药物的不良反应、缺乏运动、胃肠道中缺乏唾液(因吞咽能力丧失,唾液由口角流出)、液体摄入不足及肛门括约肌无力,所以大多数患者有便秘。

4.尿潴留

吞咽功能障碍以致水分摄取不足,贮存在膀胱的尿液不足 300 mL 则不会有排尿的冲动感;排尿括约肌无力引起尿潴留。

5.精神障碍

疾病使患者协调功能不良、顺口角流唾液,而且又无法进行日常生活的活动,因此患者会有心情抑郁、产生敌意、罪恶感或无助感等情绪反应。由于外观的改变,有些患者还会发生因自我形象的改变而造成与社会隔离的问题。

(三)护理目标

(1)患者未发生跌倒或跌倒次数减少。

(2)患者有足够的营养;患者进食水时不发生呛咳。

(3)患者排便能维持正常。

(4)患者能维持部分自我照顾的能力。

(5)患者及家属的焦虑症状减轻。

(四)护理措施

1.安全护理

(1)安全配备:由于患者行动不便,在病房楼梯两旁、楼道、门把附近的墙上,增设沙发或木制的扶手,以增加患者开、关门的安全性;配置牢固且高度适中的座厕、沙发或椅。以利于患者坐下或站起,并在厕所、浴室增设可供扶持之物,使患者排便及穿脱衣服方便;应给患者配置助行器辅助设备;呼叫器置于患者床旁,日常生活用品放在患者伸手可及处。

(2)定时巡视:主动了解患者的需要,既要指导和鼓励患者增强自我照顾能力,做力所能及的事情,又要适当协助患者洗漱、进食、沐浴、如厕等。

(3)防止患者自伤:患者动作笨拙,常有失误,应谨防其进食时烫伤。端碗持筷困难者,尽量选择不易打碎的不锈钢餐具,避免使用玻璃和陶瓷制品。

2.饮食护理

(1)增加饮食中的热量、蛋白质的含量及容易咀嚼的食物;吃饭少量多餐。定时监测体重变化;在饮食中增加纤维与液体的摄取,以预防便秘。

(2)进食时,营造愉快的气氛,因患者吞咽困难及无法控制唾液,所以有的患者喜欢单独进食;应将食物事先切成小块或研磨,并给予粗大把手的叉子或汤匙,使患者易于把持;给予患者充分的进食时间,若进食中食物冷却了,应予以温热。

(3)吞咽障碍严重者,吞咽可能极为困难,在进食或饮水时有呛咳的危险,而造成吸入性肺炎,故不要勉强进食,可改为鼻饲喂养。

3.保持排便畅通

给患者摄取足够的营养与水分,并教导患者解便与排尿时,吸气后闭气,利用增加腹压的方法解便与排尿。另外,依患者的习惯,在进食后半小时应试着坐于马桶上排便。

4.运动护理

告知患者运动锻炼的目的在于防止和推迟关节僵直和肢体挛缩,与患者和家属共同制定锻炼计划,以克服运动障碍的不良影响。

(1)尽量参与各种形式的活动,如散步、太极拳、床边体操等。注意保持身体和各关节的活动强度与最大活动范围。

(2)对于已出现某些功能障碍或坐起已感到困难的患者,要有目的有计划地锻炼。告诉患者知难而退或由他人包办只会加速功能衰退。如患者感到坐立位变化有困难,应每天做完一般运动后,反复练习起坐动作。

(3)必须指导患者注意姿势,以预防畸形。应小心观察头与颈部是否有弯曲的倾向。正确姿势有助于头、颈直立。躺于床上时,不应垫枕头,且患者应定期俯卧。

(4)本病常使患者起步困难和步行时突然僵住,因此嘱患者步行时要放松。尽量跨大步伐;向前走时脚要抬高,双臂摆动,目视前方而不要注视地面;转弯时,不要碎步移动,否则会失去平衡;护士和家属在协助患者行走时,不要强行拖着患者走;当患者感到脚黏在地上时,可告诉患者先向后退一步,再往前走,这样会比直接向前容易。

(5)过度震颤者让他坐在有扶手的椅子上,手抓着椅背,可以稍加控制震颤。

(6)晚期患者出现显著的运动障碍时,要帮助患者活动关节,按摩四肢肌肉,注意动作轻柔,勿给患者造成疼痛。

(7)鼓励患者尽量试着独立完成日常生活的活动,自己安排娱乐活动,培养兴趣。

(8)让患者穿轻便宽松的衣服,可减少流汗与活动的束缚。

5.合并抑郁症的护理

帕金森病患者的抑郁与帕金森疾病程度呈正相关,即患者的运动障碍愈重对其神经心理的影响愈严重。在护理患者时要教会患者一些心理调适技巧:重视自己的优点和成就;尽量维持过去的兴趣和爱好,积极参加文体活动,寻找业余爱好;向医师、护士及家人倾诉内心想法,疏泄郁闷,获得安慰和同情。

6.睡眠异常的护理

(1)创造良好的睡眠环境:建议患者要有舒适的睡眠环境,如室温和光线适宜;床褥不宜太软,以免翻身困难;为运动过缓和僵直较重的患者提供方便上、下床的设施;卧室内放尿壶及便器,有利于患者夜间如厕等。避免在有限的睡眠时间内实施影响患者睡眠的医疗护理操作,必须进行的治疗和护理操作应穿插于患者的自然觉醒时,以减少被动觉醒次数。

(2)睡眠卫生教育:指导患者养成良好的睡眠习惯和方式,建立比较规律的活动和休息时间表。

(3)睡眠行为干预。①刺激控制疗法:只在有睡意时才上床;床及卧室只用于睡眠,不能在床上阅读、看电视或工作;若上床15～20分钟不能入睡,则应考虑换别的房间,仅在又有睡意时才上床(目的是重建卧室与睡眠间的关系);无论夜间睡多久,清晨应准时起床;白天不打瞌睡。②睡眠限制疗法:教导患者缩短在床上的时间及实际的睡眠时间,直到允许躺在床上的时间与期望维持的有效睡眠时间一样长。当睡眠效率超过90%时,允许增加15～20分钟卧床时间。睡眠效率低于80%,应减少15～20分钟卧床时间。睡眠效率80%～90%,则保持卧床时间不变。最终,通过周期性调整卧床时间直至达到适度的睡眠时间。

③依据睡眠障碍的不同类型和药物的半衰期遵医嘱有的放矢地选择镇静催眠药物。并主动告知患者及家属使用镇静催眠药的原则,即最小剂量、间断、短期用药,注意停药反弹、规律停药等。

7.治疗指导

药物不良反应的观察如下。

(1)遵医嘱准时给药,预防或减少"开关"现象、剂末现象、异动症的发生。

(2)药物治疗初起可出现胃肠不适,表现为恶心、呕吐等,有些患者可出现幻觉。但这些不良反应可以通过逐步增加剂量或降低剂量的办法得到克服。特别值得指出的是,有一部分患者过分担心药物的不良反应,表现为尽量推迟使用治疗帕金森病的药物,或过分地减少药物的服用量,这不仅对疾病的症状改善没有好处,长期如此将导致患者的心、肺、消化系统等出现严重问题。

(3)精神症状:服用苯海索、金刚烷胺药物后,患者易出现幻觉,当患者表述一些离谱事时,护士应考虑到是服药引起的幻觉,立即报告医师,遵医嘱给予停药或减药,以防其发生意外。

8.功能神经外科手术治疗护理

(1)手术方法:外科治疗方法目前主要有神经核团细胞毁损手术与脑深部电刺激器埋置手术两种方式。原理是为了抑制脑细胞的异常活动,达到改善症状的目的。

(2)手术适应证:诊断明确的原发性帕金森病患者都是手术治疗的适合人群,尤其是对左旋多巴(美多芭或息宁)长期服用以后疗效减退,出现了"开关"波动现象、异动症和"剂末"恶化效应的患者。

(3)手术并发症:因手术靶点的不同,会有不同的并发症。苍白球腹后部切开术可能出现偏盲或视野缺损,丘脑腹外侧核毁损术可出现感觉异常如嘴唇、指尖麻木等,丘脑底核毁损术可引起偏瘫。

(4)手术前护理。①术前教育:相关知识教育。②术前准备:术前一天头颅备皮;对术中、术后应用的抗生素遵医嘱做好皮试;嘱患者晚 12∶00 后开始禁食、水、药;嘱患者清洁个人卫生,并在术前晨起为患者换好干净衣服。③术前30 分钟给予患者哌替啶 25 mg 肌内注射;并将 1 片美多芭备好交至接手术者以便术后备用。④患者离病房后为其备好麻醉床、无菌巾、一次性吸痰管、心电监护。

(5)手术后护理。①交接患者:术中是否顺利、有无特殊情况发生、术后意识状态、伤口的引流情况等。②安置患者于麻醉床上,头枕于无菌巾上,取平卧位,嘱患者卧床 2 天,减少活动,以防诱发颅内出血;嘱患者禁食、水、药 6 小时后逐渐改为流食、半流食、普通饮食。③术后治疗效果观察:原有症状改善情况并记录。④术后并发症的观察:术后患者会出现脑功能障碍、脑水肿、颅内感染、颅内出血等并发症。因此术后严密观察患者神志、瞳孔变化,有无高热、头疼、恶心、呕吐等症状;有无偏盲、视野变窄及感知觉异常;观察患者伤口有无出血及分泌物等。⑤心电监测、颅脑监测 24 小时,低流量吸氧 6 小时。

9.给予患者及家属心理的支持

对于心情抑郁的患者,应鼓励其说出对别人依赖感的感受。对于怀有敌意、罪恶感或无助感的患者,应给予帮助与支持,提供良好的照顾。寻找患者有兴趣的活动,鼓励患者参与。

10.健康教育

(1)指导术后服药(参见本章节治疗中所述),针对手术的患者,要让患者认识到手术虽然改善运动障碍,但体内多巴胺缺乏客观存在,仍需继续服药。

(2)指导日常生活中的运动训练,告知患者运动锻炼的目的在于防止和推迟关节僵直和肢体挛缩,与患者和家属共同制定锻炼计划,以克服运动障碍的不良影响。①关节活动度的训练:脊柱、肩、肘、腕、指、髋、膝、踝及趾等各部位都应进行活动度训练。对于脊柱,主要进行前屈后伸、左右侧屈及旋转运动。②肌力训练:上肢可进行哑铃操或徒手训练;下肢股四头肌的力量和膝关节控制能力密切相关,可进行蹲马步或反复起坐练习;腰背肌可进行仰卧位的桥式运动或俯卧位的燕式运动;腹肌力量较差行仰卧起坐训练。③姿势转换训练:必须指导患者注意姿势,以预防畸形。应小心观察头与颈部是否有弯曲的倾向。正确姿势有助于头、颈直立。躺于床上时,不应垫枕头,且患者应定期俯卧,注意翻身、卧位转为坐位、坐位转为站位训练。④重心转移和平衡训练:训练坐位平衡时可让患者重心在两臀间交替转移,也可训练重心的前后移动;训练站立平衡时双足分开5~10 cm,让患者从前后方或侧方取物,待稳定后便可突然施加推或拉外力,最好能诱发患者完成迈步反射。⑤步行步态训练:对于下肢起步困难者,最初可用脚踢患者的足跟部向前,用膝盖推挤患者腘窝使之迈出第一步,以后可在患者足前地上放一矮小障碍物,提醒患者迈过时方能起步。抬腿低可进行抬高腿练习,步距短的患者行走时予以提醒;步频快则应给予节律提示。对于上、下肢动作不协调的患者,一开始嘱患者做一些站立相的两臂摆动,幅度可较大;还可站于患者身后,两人左、右手分别共握一根体操棒,然后喊口令一起往前走,手的摆动频率由治疗师通过体操棒传给患者。⑥让患者穿轻便宽松的衣服,可减少流汗与活动的束缚。

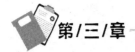

第/三/章

心内科护理

第一节 心 绞 痛

心绞痛是冠状动脉供血不足,心肌急剧的、暂时的缺血与缺氧所引起的临床综合征。其特点为阵发性的前胸压榨性疼痛感觉,主要位于胸骨后部,可放射至心前区和左上肢,常发生于劳动或情绪激动时,持续数分钟,休息或用硝酸酯制剂后消失。

一、病因和发病机制

本病多见于男性,多数患者在 40 岁以上,劳累、情绪激动、饱食、受寒、阴雨天气、急性循环衰竭等为常见诱因。除冠状动脉粥样硬化外,本病还可由主动脉瓣狭窄或关闭不全、梅毒性主动脉炎、原发性肥厚型心肌病、先天性冠状动脉畸形、风湿性冠状动脉炎等引起。

对心脏予以机械性刺激并不引起疼痛,但心肌缺血与缺氧则引起疼痛。当冠状动脉的供血与心肌的需血之间发生矛盾,冠状动脉血流量不能满足心肌代谢的需要,引起心肌急剧的、暂时的缺血与缺氧时,即产生心绞痛。

心肌耗氧的多少由心肌张力、心肌收缩强度和心率所决定。心肌张力＝左心室收缩压(动脉收缩压)×心室半径。心肌收缩强度和心室半径经常不变,因此常用"心率×收缩压"(即二重乘积)作为估计心肌氧耗的指标。心肌能量的产生要求大量的氧供,心肌细胞摄取血液氧含量的65%～75%,而身体其他组织则仅摄取 10%～25%,因此心肌平时对血液中氧的吸收已接近于最大量,氧需要增加时已难以从血液中更多地摄取氧,只能依靠增加冠状动脉的血流量来提供。在正常情况下,冠状循环有很大的储备力,其血流量可增加到休息时的 6～7 倍。

缺氧时,冠状动脉也扩张,能使其流量增加 4~5 倍。动脉粥样硬化而致冠状动脉狭窄或部分分支闭塞时,其扩张性减弱,血流量减少,且对心肌的供血量相对地比较稳定。心肌的血液供给如减低到尚能应付心脏平时的需要,则休息时可无症状。一旦心脏负荷突然增加,如劳累、激动、左心衰竭等,使心肌张力增加(心腔容积增加、心室舒张末期压力增高)、心肌收缩力增加(收缩压增高、心室压力曲线量大压力随时间变化率增加)和心率增快等而致心肌氧耗量增加时,心肌对血液的需求增加;或当冠状动脉发生痉挛(如吸烟过度或神经体液调节障碍)时,冠状动脉血流量进一步减少;或在突然发生循环血流量减少的情况下(如休克、极度心动过速等),心肌血液供求之间的矛盾加深,心肌血液供给不足,遂引起心绞痛。严重贫血的患者,在心肌供血量未减少的情况下,可由于红细胞减少、血液携氧量不足而引起心绞痛。

在多数情况下,劳累诱发的心绞痛常在同一"心率×收缩压"值的水平上发生。

产生疼痛的直接因素,可能是在缺血缺氧的情况下,心肌内积聚过多的代谢产物,如乳酸、丙酮酸、磷酸等酸性物质;或类似激肽的多肽类物质,刺激心脏内自主神经的传入纤维末梢,经第 1~5 胸交感神经节和相应的脊髓段,传至大脑,产生疼痛的感觉。这种痛觉反应在与自主神经进入水平相同脊髓的脊神经所分布的皮肤区域,即胸骨后和两臂的前内侧与小指,尤其是在左侧,而多不在心脏解剖位置处。有人认为,在缺血区内富有神经供应的冠状血管的异常牵拉和收缩,可以直接产生疼痛冲动。

病理解剖检查显示心绞痛的患者,至少有一支冠状动脉的主支管腔显著狭窄达横切面的 75% 以上。有侧支循环形成者,则冠状动脉的主支有更严重的阻塞才会发生心绞痛。另外,冠状动脉造影发现 5%~10% 的心绞痛患者,其冠状动脉的主要分支无明显病变,提示这些患者的心肌血供和氧供不足,可能是冠状动脉痉挛、冠状循环的小动脉病变、血红蛋白和氧的解离异常、交感神经过度活动、儿茶酚胺分泌过多或心肌代谢异常等所致。

患者在心绞痛发作之前,常有血压增高、心率增快、肺动脉压增高和肺毛细血管压增高的变化,反映心脏和肺的顺应性减低,发作时可有左心室收缩力和收缩速度降低、喷血速度减慢、左心室收缩压下降、心输出量和心排血量降低、左心室舒张末期压和血容量增加等左心衰竭的病理生理变化。左心室壁可呈收缩不协调或部分心室壁有收缩减弱的现象。

二、临床表现

(一)症状

1.典型发作

突然发生的胸骨后上、中段可波及心前区压榨性、闷胀性或窒息性疼痛,可放射至左肩、左上肢前内侧及无名指、小指。重者有濒死的恐惧感和冷汗,往往迫使患者停止活动。疼痛历时1~5分钟,很少超过15分钟,休息或含化硝酸甘油多在1~2分钟内(很少超过5分钟)缓解。

2.不典型发作

(1)疼痛部位可出现在上腹部、颈部、下颌、左肩胛部或右前胸、左大腿内侧等。

(2)疼痛轻微或无疼痛,而出现胸部闷感、胸骨后烧灼感等,称心绞痛的相对症状。上述症状亦应为发作型,休息或含化硝酸甘油可缓解。

心前区刺痛,手指能明确指出疼痛部位,以及持续性疼痛或胸闷,多不是心绞痛。

(二)体征

平时一般无异常体征。心绞痛发作时可出现心率增快、血压增高、表情焦虑、出汗,有时出现第四或第三心音奔马律,可有暂时性心尖区收缩期杂音(乳头肌功能不全)。

(三)心绞痛严重程度的分级

根据加拿大心血管学会分类分为4级。①Ⅰ级:一般体力活动(如步行和登楼)不受限,仅在强、快或长时间劳力时发生心绞痛。②Ⅱ级:一般体力活动轻度受限。快步、饭后、寒冷或刮风中、精神应激或醒后数小时内步行或登楼;步行两个街区以上、登楼一层以上和爬山,均引起心绞痛。③Ⅲ级:一般体力活动明显受限,步行1~2个街区,登楼一层引起心绞痛。④Ⅳ级:一切体力活动都引起不适,静息时可发生心绞痛。

三、分型

(一)劳累性心绞痛

由活动和其他可引起心肌耗氧增加的情况下而诱发。

1.稳定型劳累性心绞痛特点

(1)病程>1个月。

(2)胸痛发作与心肌耗氧量增加多有固定关系,即心绞痛阈值相对不变。

(3)诱发心绞痛的劳力强度相对固定,并可重复。

(4)胸痛发作在劳力当时,被迫停止活动,症状可缓解。

(5)心电图运动试验多呈阳性。

此型冠脉固定狭窄度超过管径70%,多支病变居多,冠脉动力性阻塞多不明显,粥样斑块无急剧增大或破裂出血,故临床病情较稳定。

2.初发型劳力性心绞痛特点

(1)病程<1个月。

(2)年龄较轻。

(3)男性居多。

(4)临床症状差异大。①轻型:中等度劳力时偶发。②重型:轻微用力或休息时频发;梗死前心绞痛为回顾性诊断。

此型单支冠脉病变多,侧支循环少,因冠脉痉挛或粥样硬化进展迅速,斑块破裂出血,血小板聚集,甚至有血栓形成,导致病情不稳定。

3.恶化型劳累性心绞痛特点

(1)心绞痛发作次数、持续时间、疼痛程度在短期内突然加重。

(2)活动耐量较以前明显降低。

(3)日常生活中轻微活动均可诱发,甚至安静睡眠时也可发作。

(4)休息或用硝酸甘油对缓解疼痛作用差。

(5)发作时心电图有明显的缺血性 ST-T 改变。

(6)血清心肌酶正常。

此型多属多支冠脉严重粥样硬化,并存在左主干病变。病情突然恶化可能因斑块脂质浸润急剧增大或破裂、出血,血小板凝聚血栓形成,使狭窄管腔更堵塞,致活动耐量降低。

(二)自发性心绞痛

心绞痛发作与心肌耗氧量增加无明显关系,而与冠状血流储备量减少有关,可单独发生或与劳累性心绞痛并存。与劳累性心绞痛相比,疼痛持续时间一般较长,程度较重,且不易为硝酸甘油所缓解。

1.卧位型心绞痛特点

(1)有较长的劳累性心绞痛史。

(2)平卧时发作,多在午夜前,即入睡1~2小时内发作。

(3)发作时需坐起甚至需站立。

(4)疼痛较剧烈,持续时间较长。

(5)发作时 ST 段下降显著。

(6)预后差,可发展为急性心肌梗死或发生严重心律失常而死亡。

此型发生机制尚有争论,可能与夜梦、夜间血压降低或发生未被察觉的左心室衰竭,以致狭窄的冠状动脉远端心肌灌注不足;或平卧时静脉回流增加,心脏工作量增加,需氧增加等有关。

2.变异型心绞痛特点

(1)发病年龄较小。

(2)发作与劳累或情绪多无关。

(3)易于午夜到凌晨时发作。

(4)几乎在同一时刻呈周期性发作。

(5)疼痛较重,历时较长。

(6)发作时心电图示有关导联的 ST 段抬高,与之相对应的导联 ST 段可压低。

(7)含化硝酸甘油可使疼痛迅速缓解,抬高的 ST 段随之恢复。

(8)血清心肌酶正常。

本型心绞痛是由于在冠状动脉狭窄的基础上,该支血管发生痉挛,引起一区域内心肌缺血所致。冠状动脉造影正常的患者,也可由于该动脉痉挛而引起。冠状动脉痉挛可能与 α 肾上腺素能受体受到刺激有关,患者迟早会发生心肌梗死。

3.中间综合征特点

(1)心绞痛发作持续时间长,可达 30 分钟至 1 小时。

(2)常在休息或睡眠中发作。

(3)心电图、放射性核素和血清学检查无心肌坏死的表现。本型心绞痛其性质介于心绞痛与心肌梗死之间,常是心肌梗死的前奏。

4.梗死后心绞痛

梗死后心绞痛是急性心肌梗死发生后 1 个月内(不久或数周)又出现的心绞痛。由于供血的冠状动脉阻塞发生心肌梗死,但心肌尚未完全坏死,一部分未坏死的心肌处于严重缺血状态下又发生疼痛,随时有再发生梗死的可能。

(三)混合性心绞痛

混合性心绞痛的特点如下。

(1)劳累性与自发性心绞痛并存,如兼有大支冠状动脉痉挛,除劳累性心绞痛外,可并存变异型心绞痛,如兼有中等大冠脉收缩,则劳累性心绞痛可在通常能耐受的劳动强度以下发生。

(2)心绞痛阈值可变性大,临床表现为在当天不同时间、当年不同季节的心绞痛阈值有明显变化,如伴有 ST 段压低的心绞痛患者运动能力的昼夜变化,或1 天中首次劳累性发作的心绞痛。劳累性心绞痛患者遇冷诱发及餐后发作的心绞痛多属此型。

此类心绞痛为一支或多支冠脉有临界固定狭窄病变限制了最大冠脉储备力,同时有冠脉痉挛收缩的动力性阻塞使血流减少,故心肌耗氧量增加与心肌供氧量减少两个因素均可诱发心绞痛。

近年"不稳定型心绞痛"一词在临床上被广泛应用,指介于稳定型劳累性心绞痛与急性心肌梗死和猝死之间的中间状态。它包括了除稳定型劳累性心绞痛外的上述所有类型的心绞痛,还包括冠状动脉成形术后心绞痛、冠状动脉旁路术后心绞痛等新近提出的心绞痛类型。其病理基础是在原有病变基础上发生冠状动脉内膜下出血、粥样硬化斑块破裂、血小板或纤维蛋白凝集、形成血栓、冠状动脉痉挛等。

四、辅助检查

(一)心电图

1.静息时心电图

约半数患者在正常范围,也可有非特异性 ST-T 异常或陈旧性心肌梗死图形,有时有房室或束支传导阻滞、期前收缩等。

2.心绞痛发作时心电图

绝大多数患者可出现暂时性心肌缺血引起的 ST 段移位;ST 段水平或下斜压低≥1 mm,ST 段抬高≥2 mm(变异型心绞痛);T 波低平或倒置,平时 T 波倒置者发作时变直立(伪改善)。可出现各种心律失常。

3.心电图负荷试验

用于心电图正常或可疑时。有双倍二级梯运动试验(Master 试验)、活动平板运动试验、蹬车试验、双嘧达莫试验、心房调搏和异丙肾上腺素静脉滴注试验等。

4.动态心电图

24 小时持续记录以证实胸痛时有无心电图缺血改变及无痛性禁忌缺血发作。

(二)放射性核素检查

1. ^{201}Tl 心肌显像或兼做负荷(运动)试验

休息时^{201}Tl 显像所示灌注缺损主要见于心肌梗死后瘢痕部位。而缺血心肌常在心脏负荷后显示灌注缺损,并在休息后复查出现缺损区再灌注现象。近年来用^{99m}Tc-MIBI 做心肌灌注显像(静息或负荷)取得良好效果。

2. 放射性核素心腔造影

静脉内注射焦磷酸亚锡被细胞吸附后,再注射^{99m}Tc,即可使红细胞被标记上放射性核素,得到心腔内血池显影。可测定左心室射血分数及显示室壁局部运动障碍。

(三)超声心动图

二维超声心动图可检出部分冠状动脉左主干病变,结合运动试验可观察到心室壁节段性运动异常,有助于心肌缺血的诊断。静息状态下心脏图像阴性,尚可通过负荷试验确定。近年来三维、经食管、血管内和心内超声检查增加了其诊断的阳性率和准确性。

(四)心脏 X 线检查

无异常发现或见心影增大、肺充血等。

(五)冠状动脉造影

可直接观察冠状动脉解剖及病变程度与范围是确诊冠心病的最可靠方法。但它是一种有一定危险的有创检查,不宜作为常规诊断手段。其主要指征如下。

(1)胸痛疑似心绞痛不能确诊者。

(2)内科治疗无效的心绞痛,需明确冠状病变情况而考虑手术者。

(六)激发试验

为诊断冠脉痉挛,常用冷加压、过度换气及麦角新碱做激发试验,前两种试验较安全,但敏感性差,麦角新碱可引起冠脉剧烈收缩,仅适用于造影时冠脉正常或固定狭窄病变<50%的可疑冠脉痉挛患者。

五、诊断

根据典型的发作特点和体征,含用硝酸甘油后缓解,结合年龄和存在冠心病易患因素,除外其他原因所致的心绞痛,一般即可建立诊断。下列几方面有助于临床上判别心绞痛。

(一)性质

心绞痛应是压榨紧缩、压迫窒息、沉重闷胀性疼痛,而非刀割样尖锐痛或抓痛、短促的针刺样或触电样痛,或昼夜不停的胸闷感觉。其实也并非"绞痛"。在少数患者可为烧灼感、紧张感或呼吸短促伴有咽喉或气管上方紧窄感。疼痛或不适感开始时较轻,逐渐增剧,然后逐渐消失,很少为体位改变或呼吸所影响。

(二)部位

疼痛或不适处常位于胸骨或其邻近,也可发生在上腹部至咽部之间的任何水平处,但极少在咽部以上。有时可位于左肩或左臂,偶尔也可位于右臂、下颌、下颈椎、上胸椎、左肩胛骨间或肩胛骨上区,然而位于左腋下或左胸下者很少。对于疼痛或不适感分布的范围,患者常需用整个手掌或拳头来指示,仅用一手指的指端来指示者极少。

(三)时限

时限为 1～15 分钟,多数 3～5 分钟,偶有达 30 分钟的(中间综合征除外)。疼痛持续仅数秒钟或不适感(多为闷感)持续整天或数天者均不似心绞痛。

(四)诱发因素

以体力劳累为主,其次为情绪激动,再次为寒冷环境、进冷饮及身体其他部位的疼痛。在体力活动后而不是在体力活动的当时发生的不适感,不似心绞痛。体力活动再加情绪激动,则更易诱发,自发性心绞痛可在无任何明显诱因下发生。

(五)硝酸甘油的效应

舌下含用硝酸甘油片如有效,心绞痛应于 1～2 分钟内缓解(也有需 5 分钟的,要考虑到患者可能对时间的估计不够准确),对卧位型的心绞痛,硝酸甘油可能无效。在评定硝酸甘油的效应时,还要注意患者所用的药物是否已经失效或接近失效。

(六)心电图

发作时心电图检查可见以 R 波为主的导联中,ST 段压低,T 波平坦或倒置(变异型心绞痛者则有关导联 ST 段抬高),发作过后数分钟内逐渐恢复。心电图无改变的患者,可考虑做负荷试验。发作不典型者,诊断要依靠观察硝酸甘油的疗效和发作时心电图的改变;如仍不能确诊,可多次复查心电图、心电图负荷试验或 24 小时动态心电图连续监测,如心电图出现阳性变化或负荷试验诱致心绞痛发作时亦可确诊。

六、鉴别诊断

(一)X 综合征

目前临床上被称为 X 综合征的有两种情况:一是 1973 年 Kemp 所提出的原因未明的心绞痛;二是 1988 年 Keaven 所提出的与胰岛素抵抗有关的代谢失常。心绞痛需与 Kemp 的 X 综合征相鉴别。X 综合征目前被认为是小的冠状动脉舒缩功能障碍所致,以反复发作劳累性心绞痛为主要表现,疼痛亦可在休息时发生,发作时或负荷后心电图可示心肌缺血表现,核素心肌灌注可显示灌注缺损,超声心动图可示节段性室壁运动异常。但本病多见于女性,冠心病的易患因素不明显,疼痛症状不甚典型,冠状动脉造影阴性,左心室无肥厚表现,麦角新碱试验阴性,治疗反应不稳定而预后良好则与冠心病心绞痛不同。

(二)心脏神经官能症

多发生于青年或更年期的女性患者,心前区刺痛或经常性胸闷,与体力活动无关,常伴心悸和叹息样呼吸、手足麻木等。过度换气或自主神经功能紊乱时可有 T 波低平或倒置,但心电图普萘洛尔试验或氯化钾试验时 T 波多能恢复正常。

(三)急性心肌梗死

本病疼痛部位与心绞痛相仿,但程度更剧烈,持续时间多在半小时以上,硝酸甘油不能缓解。常伴有休克、心律失常及心力衰竭;心电图面向梗死部位的导联 ST 段抬高,常有异常 Q 波;血清心肌酶增高。

(四)其他心血管病

如主动脉夹层形成、主动脉窦瘤破裂、主动脉瓣病变、肥厚型心肌病、急性心包炎等。

(五)颈胸疾病

如颈椎病、胸椎病、肋软骨炎、肩关节周围炎、胸肌劳损、肋间神经痛、带状疱疹等。

(六)消化系统疾病

如食管裂孔疝、贲门痉挛、胃十二指肠溃疡、急性胰腺炎、急性胆囊炎及胆石症等。

七、治疗

预防主要是防止动脉粥样硬化的发生和发展。治疗原则是改善冠状动脉的供血和减轻心肌的耗氧,同时治疗动脉粥样硬化。

(一)发作时的治疗

1.休息

发作时立刻休息,一般患者在停止活动后症状即可消除。

2.药物治疗

较重的发作,可使用作用快的硝酸酯制剂。这类药物除扩张冠状动脉、降低其阻力、增加其血流量外,还通过对周围血管的扩张作用,减少静脉回心血量,降低心室容量、心腔内压、心排血量和血压,减低心脏前后负荷和心肌的需氧,从而缓解心绞痛。

(1)硝酸甘油:可用 0.3~0.6 mg 片剂,置于舌下含化,使其迅速为唾液所溶解而吸收,1~2 分钟即开始起作用,约半小时后作用消失,对约 92% 的患者有效,其中 76% 的患者在3分钟内见效。延迟见效或完全无效时,提示患者并非患冠心病或患严重的冠心病,也可能所含的药物已失效或未溶解;如属后者,可嘱患者轻轻嚼碎之后继续含化。长期反复应用可由于产生耐药性而效力减低,停用 10 天以上,可恢复有效性。近年来还有喷雾剂和胶囊制剂,能达到更迅速起效的目的。不良反应有头昏、头胀痛、头部跳动感、面红、心悸等,偶尔有血压下降,因此第一次用药时,患者宜取平卧位,必要时吸氧。

(2)硝酸异山梨酯:可用 5~10 mg,舌下含化,2~5 分钟见效,作用维持 2~3 小时;或用喷雾剂喷到口腔两侧黏膜上,每次 1.25 mg,1 分钟见效。

(3)亚硝酸异戊酯:为极易汽化的液体,盛于小安瓿内,每安瓿 0.2 mL,用时以小手帕包裹敲碎,立即盖于鼻部吸入。作用快而短,在 10~15 秒内开始,几分钟即消失。本药作用与硝酸甘油相同,其降低血压的作用更明显,有引起晕厥的可能,目前多数学者不推荐使用。同类制剂还有亚硝酸辛酯。

在应用上述药物的同时,可考虑用镇静药。

(二)缓解期的治疗

宜尽量避免各种确知足以诱致发作的因素。调节饮食,特别是一次进食不应过饱,禁绝烟酒。调整日常生活与工作量;减轻精神负担;保持适当的体力活动,但以不致发生疼痛症状为度;有血脂质异常者积极调整血脂;一般不需卧床休息。在初次发作(初发型)或发作增多、加重(恶化型)或卧位型、变异型、中间综合征、梗死后心绞痛等,疑为心肌梗死前奏的患者,应休息一段时间。

使用作用持久的抗心绞痛药物,应防止心绞痛发作,可单独选用、交替应用或联合应用下列作用持久的药物。

1.硝酸酯制剂

(1)硝酸异山梨酯。口服后半小时起作用,持续 3～5 小时,常用量为 10～20 mg/4～6 h,初服时常有头痛反应,可将单剂改为 5 mg,以后逐渐加量。单硝酸异山梨酯:口服后吸收完全,解离缓慢,药效达 8 小时,常用量为 20～40 mg/8～12 h。近年倾向于应用缓释制剂减少服药次数,硝酸异山梨酯的缓释制剂 1 次口服作用持续 8 小时,可用20～60 mg/8 h;单硝酸异山梨酯的缓释制剂用量为50 mg,每天 1～2 次。

(2)戊四硝酯制剂。①硝酸甘油缓释制剂:口服后使硝酸甘油部分药物得以逃逸肝脏代谢,进入体循环而发挥其药理作用。一般服后半小时起作用,时间可长达 8～12 小时,常用剂量为2.5 mg,每天2 次。②硝酸甘油软膏和贴片制剂:前者为 2%软膏,均匀涂于皮肤上,每次直径2～5 cm,涂药 60～90 分钟起作用,维持 4～6 小时;后者每贴含药 20 mg,贴于皮肤后 1 小时起作用,维持 12～24 小时。胸前或上臂皮肤为最合适于涂或贴药的部位。

患青光眼、颅内压增高、低血压或休克者不宜选用本类药物。

2.β肾上腺素能受体阻滞剂(β受体阻滞剂)

β受体有 $β_1$ 和 $β_2$ 两个亚型。心肌组织中$β_1$ 受体占主导地位,而支气管和血管平滑肌中以 $β_2$ 受体为主。所有β受体阻滞剂对两型β受体都能抑制,但对心脏有些制剂有选择性作用。它们具有阻断拟交感胺类对心率和心收缩力受体的刺激作用,减慢心率,降低血压,减低心肌收缩力和氧耗量,从而缓解心绞痛的发作。此外,还减低运动时血流动力的反应,使在同一运动量水平上心肌耗氧量减少;使不缺血的心肌区小动脉(阻力血管)缩小,从而使更多的血液通过极度扩张的侧支循环(输送血管)流入缺血区。国外学者建议用量要大。不良反应有心室射血时间延长和心脏容积增加,这虽可能使心肌缺血加重或引起心力衰竭,但其使心肌耗氧量减少的作用远超过其不良反应。常用制剂如下。

(1)普萘洛尔:每天 3～4 次,开始时每次 10 mg,逐步增加剂量,达每天80～200 mg;其缓释制剂用 160 mg,1 次/天。

(2)氧烯洛尔:每天 3～4 次,每次 20～40 mg。

(3)阿普洛尔:每天 2～3 次,每次 25～50 mg。

(4)吲哚洛尔:每天 3～4 次,每次 5 mg,逐步增至 60 mg/d。

(5)索他洛尔:每天 2～3 次,每次 20 mg,逐步增至 200 mg/d。

(6)美托洛尔:每天 2 次,每次 25～100 mg;其缓释制剂用 200 mg,1 次/天。

(7)阿替洛尔:每天 2 次,每次 12.5～75 mg。

(8)醋丁洛尔:每天 200～400 mg,分 2～3 次服。

(9)纳多洛尔:每天 1 次,每次 40～80 mg。

(10)噻吗洛尔:每天 2 次,每次 5～15 mg。

本类药物有引起心动过缓、降低血压、抑制心肌收缩力、引起支气管痉挛等作用,长期应用有些可以引起血脂增高,故选用药物时和用药过程中要加以注意和观察。新的一代制剂中,赛利洛尔具有心脏选择性 β_1 受体阻滞作用,同时部分的激动 β_2 受体。其减缓心率的作用较轻,甚至可使夜间心率增快;有轻度兴奋心脏的作用;有轻度扩张支气管平滑肌的作用;使血胆固醇、低密度脂蛋白和甘油三酯降低而高密度脂蛋白胆固醇增高;使纤维蛋白降低而纤维蛋白原增高;长期应用对血糖无影响,因而更适用于老年冠心患者。剂量为 200～400 mg,每天 1 次。我国患者对降受体阻滞剂的耐受性较差宜用低剂量。

β 受体阻滞剂可与硝酸酯合用,但要注意:①β 受体阻滞剂可与硝酸酯有协同作用,因而剂量应偏小,开始剂量尤其要注意减小,以免引起直立性低血压等不良反应。②停用 β 受体阻滞剂时应逐步减量,如突然停用有诱发心肌梗死的可能。③心功能不全、支气管哮喘及心动过缓者不宜用。由于其有减慢心律的不良反应,因而限制了剂量的加大。

3.钙通道阻滞剂

此类药物抑制钙离子进入细胞内,也抑制心肌细胞兴奋,收缩耦联中钙离子的利用。因而抑制心肌收缩,减少心肌耗氧;扩张冠状动脉,解除冠状动脉痉挛,改善心内膜下心肌的血供;扩张周围血管,降低动脉压,减轻心脏负荷;还降低血液黏度,抗血小板聚集,改善心肌的微循环。常用制剂如下所示。

(1)苯烷胺衍生物:最常用的是维拉帕米 80～120 mg,每天 3 次;其缓释制剂 240～480 mg,每天 1 次。不良反应有头晕、恶心、呕吐、便秘、心动过缓、PR间期延长、血压下降等。

(2)二氢吡啶衍生物。①硝苯地平:10～20 mg,每 4～8 小时 1 次口服;舌下含用3～5 分钟后起效;其缓释制剂用量为 20～40 mg,每天 1～2 次。②氨氯地平:5～10 mg,每天 1 次。③尼卡地平:10～30 mg,每天 3～4 次。④尼索地平:10～20 mg,每天2～3 次。⑤非洛地平(波依定):5～20 mg,每天 1 次。⑥伊拉地平:2.5～10 mg,每 12 小时 1 次。

本类药物的不良反应有头痛、头晕、乏力、面部潮红、血压下降、心率增快、下肢水肿等,也可有胃肠道反应。

(3)苯噻氮唑衍生物:最常用的是地尔硫䓬(恬尔心、合心爽),30～90 mg,每天 3 次,其缓释制剂用量为 45～90 mg,每天 2 次。

不良反应有头痛、头晕、皮肤潮红、下肢水肿、心率减慢、血压下降、胃肠道不适等。

以钙通道阻滞剂治疗变异型心绞痛的疗效最好。本类药可与硝酸酯同服,其中二氢吡啶衍生物类,如硝苯地平尚可与 β 受体阻滞剂同服,但维拉帕米和地尔硫䓬与 β 受体阻滞剂合用时则有过度抑制心脏的危险。停用本类药时也宜逐渐减量,然后停服,以免发生冠状动脉痉挛。

4.冠状动脉扩张剂

冠状动脉扩张剂为能扩张冠状动脉的血管扩张剂,从理论上说将能增加冠状动脉的血流,改善心肌的血供,缓解心绞痛。但由于冠心病时冠状动脉病变情况复杂,有些血管扩张剂如双嘧达莫,可能扩张无病变或轻度病变的动脉较扩张重度病变的动脉远为显著,减少侧支循环的血流量,引起所谓"冠状动脉窃血",增加了正常心肌的供血量,使缺血心肌的供血量反而更减少,因而不再用于治疗心绞痛。目前仍用的有以下几种。

(1)吗多明:1～2 mg,每天 2～3 次,不良反应有头痛、面红、胃肠道不适等。

(2)胺碘酮:100～200 mg,每天 3 次,也用于治疗快速心律失常,不良反应有胃肠道不适、药疹、角膜色素沉着、心动过缓、甲状腺功能障碍等。

(3)乙氧黄酮:30～60 mg,每天 2～3 次。

(4)卡波罗孟:75～150 mg,每天 3 次。

(5)奥昔菲君:8～16 mg,每天 3～4 次。

(6)氨茶碱:100～200 mg,每天 3～4 次。

(7)罂粟碱:30～60 mg,每天 3 次等。

(三)中医中药治疗

根据中医学辨证论治,采用治标和治本两法。治标,主要在疼痛期应用,以"通"为主,有活血、化瘀、理气、通阳、化痰等法;治本,一般在缓解期应用,以调整阴阳、脏腑、气血为主,有补阳、滋阴、补气血、调理脏腑等法。其中以"活血化瘀"法(常用丹参、红花、川芎、蒲黄、郁金等)和"芳香温通"法(常用苏合香丸、苏冰滴丸、宽胸丸、保心丸、麝香保心丸等)最为常用。此外,针刺或穴位按摩治疗也有一定疗效。

(四)其他药物和非药物治疗

右旋糖酐 40 或羟乙基淀粉注射液:250～500 mL/d,静脉滴注 14～30 天为 1 个疗程,作用为改善微循环的灌流,可能改善心肌的血流灌注,可用于心绞痛的频繁发作。高压氧治疗增加全身的氧供应,可使顽固的心绞痛得到改善,但疗效不易巩固。体外反搏治疗可能增加冠状动脉的血供,也可考虑应用。兼有早期心力衰竭者,治疗心绞痛的同时宜用快速作用的洋地黄类制剂。鉴于不稳定型心绞痛的病理基础是在原有冠状动脉粥样硬化病变上发生冠状动脉内膜下出血、斑块破裂、血小板或纤维蛋白凝集形成血栓,近年对其采用抗凝血、溶血栓和抗血小板药物治疗,收到较好的效果。

(五)冠状动脉介入性治疗

1.经皮冠状动脉腔内成形术(PTCA)

经皮冠状动脉腔内成形术为用带球囊的心导管经周围动脉送到冠状动脉,在导引钢丝的引导下进入狭窄部位,向球囊内注入造影剂使之扩张,在有指征的患者中可收到与外科手术治疗同样的效果。过去认为理想的指征有以下几点。

(1)心绞痛病程(<1 年)药物治疗效果不佳,患者失健。

(2)1 支冠状动脉病变,且病变在近端、无钙化或痉挛。

(3)有心肌缺血的客观证据。

(4)患者有较好的左心室功能和侧支循环。施行本术如不成功需做紧急主动脉-冠状动脉旁路移植手术。

近年随着技术的改进,经验的累积,手术指征已扩展到:①治疗多支或单支多发病变。②治疗近期完全闭塞的病变,包括发病 6 小时内的急性心肌梗死。③治疗病情初步稳定 2～3 周的不稳定型心绞痛。④治疗主动脉-冠状动脉旁路移植术后血管狭窄。无血供保护的左冠状动脉主干病变为用本手术治疗的禁忌。本手术即时成功率在 90% 左右,但术后 3～6 个月内,25%～35% 患者可再发生狭窄。

2.冠状动脉内支架安置术(ISI)

以不锈钢、钴合金或钽等金属和高分子聚合物制成的筛网状、含槽的管状和环绕状的支架,通过心导管置入冠状动脉,由于支架自行扩张或借球囊膨胀作用使其扩张,支撑在血管壁上,从而维持血管内血流畅通。用于:①改善 PTCA 的疗效,降低再狭窄的发生率,尤其适于 PTCA 扩张效果不理想者。②PTCA 术时由于冠状动脉内膜撕脱、血管弹性而回缩、冠状动脉痉挛或血栓形成而出现急性血管闭塞者。③慢性病变冠状动脉近于完全阻塞者。④旁路移植血管段狭窄者。⑤急性心肌梗死者

术后使用抗血小板治疗预防支架内血栓形成,目前认为新一代的抗血小板制剂——血小板 GPⅡb/Ⅲ受体阻滞剂有较好效果,也可口服常用的抗血小板药物如阿司匹林、双嘧达莫、噻氯吡啶或较新的氯吡格雷等。

3.其他介入性治疗

尚有冠状动脉斑块旋切术、冠状动脉斑块旋切吸引术、冠状动脉斑块旋磨术、冠状动脉激光成形术等,这些在 PTCA 的基础上发展的方法,期望使冠状动脉再通更好,使再狭窄的发生率降低。近年还有用冠状动脉内超声、冠状动脉内放疗的介入性方法,其结果有待观察。

(六)运动锻炼疗法

谨慎安排进度适宜的运动锻炼有助于促进侧支循环的发展,提高体力活动的耐受量,改善症状。

(七)不稳定型心绞痛的处理

各种不稳定型心绞痛的患者均应住院卧床休息,在密切监护下,进行积极的内科治疗,尽快控制症状和防止发生心肌梗死。需取血测血清心肌酶和观察心电图变化以除外急性心肌梗死,并注意胸痛发作时的 ST 段改变。胸痛时可先含硝酸甘油 0.3～0.6 mg,如反复发作可舌下含硝酸异山梨酯 5～10 mg,每 2 小时 1 次,必要时加大剂量,以收缩压不过于下降为度,症状缓解后改为口服。如无心力衰竭可加用β受体阻滞剂和/或钙通道阻滞剂,剂量可偏大些。胸痛严重而频繁或难以控制者,可静脉内滴注硝酸甘油,以1 mg溶于 5%葡萄糖液 50～100 mL 中,开始时10～20 μg/min,需要时逐步增加至100～200 μg/min;也可用硝酸异山梨酯 10 mg 溶于 5%葡萄糖 100 mL 中,以 30～100 μg/min 静脉滴注。对发作时 ST 段抬高或有其他证据提示其发作主要由冠状动脉痉挛引起者,宜用钙通道阻滞剂取代β受体阻滞剂。鉴于本型患者常有冠状动脉内粥样斑块破裂、血栓形成、血管痉挛及血小板聚集等病变基础,近年主张用阿司匹林口服和肝素或低分子量肝素皮下或静脉内注射以预防血栓形成。情况稳定后行选择性冠状动脉造影,考虑介入或手术治疗。

八、护理

(一)护理评估

1.病史

询问有无高血压、高脂血症、吸烟、糖尿病、肥胖等危险因素,以及劳累、情绪激动、饱食、寒冷、吸烟、心动过速、休克等诱因。

2.身体状况

主要评估胸痛的特征,包括诱因、部位、性质、持续时间、缓解方式及心理感受等。典型心绞痛的特征为:①发作在劳力等诱因的当时。②疼痛部位在胸骨体上段或中段之后,可波及心前区约手掌大小范围,甚至横贯前胸,界限不很清楚,常放射至左肩臂内侧达无名指和小指,或至颈、咽、下颌部。③疼痛性质为压迫、紧缩性闷痛或烧灼感,偶伴濒死感,迫使患者立即停止原来的活动,直至症状缓解。④疼痛一般持续3~5分钟,经休息或舌下含化硝酸甘油,几分钟内缓解,可数天或数周发作1次,或1天发作多次。⑤发作时多有紧张或恐惧,发作后有焦虑、多梦。

发作时体检常有心率加快、血压升高、面色苍白、冷汗,部分患者有暂时性心尖部收缩期杂音、舒张期奔马律、交替脉。

3.实验室及其他检查

(1)心电图检查:主要是在 R 波为主的导联上,ST 段压低,T 波平坦或倒置等。

(2)心电图负荷试验:通过增加心脏负荷及心肌氧耗量,激发心肌缺血性 ST-T 改变,有助于临床诊断和疗效评定等。常用的方法有饱餐试验、双倍阶梯运动试验及次极量运动试验(蹬车运动试验、活动平板运动试验)等。

(3)动态心电图:可以连续 24 小时记录心电图,观察缺血时的 ST-T 改变,有助于诊断、观察药物治疗效果及有无心律失常。

(4)超声检查:二维超声显示左主冠状动脉及分支管腔可能变窄,管壁不规则增厚及回声增强。心绞痛发作时或运动后局部心肌运动幅度减低或无运动及心功能减低。超声多普勒于二尖瓣上取样,可测出舒张早期血液速度减低,舒张末期流速增加,表示舒张早期心肌顺应性减低。

(5)X 线检查:冠心病患者在合并有高血压病或心功能不全时,可有心影扩大、主动脉弓屈曲延长;心力衰竭重时,可合并肺充血改变;有陈旧心肌梗死合并室壁瘤时,X 线下可见心室反向搏动(记波摄影)。

（6）放射性核素检查：静脉注射^{201}铊，心肌缺血区不显像。^{201}铊运动试验以运动诱发心肌缺血，可使休息时无异常表现的冠心病患者呈现不显像的缺血区。

（7）冠状动脉造影：可发现中动脉粥样硬化引起的狭窄性病变及其确切部位、范围和程度，并能估计狭窄处远端的管腔情况。

（二）护理目标

（1）患者主诉疼痛次数减少，程度减轻。

（2）患者能够掌握活动规律并保持最佳活动水平，表现为活动后不出现心律失常和缺氧表现。心率、血压、呼吸维持在预定范围。

（3）患者能够运用有效的应对机制减轻或控制焦虑。

（4）患者能了解本病防治常识，说出所服用药物的名称、用法、作用和不良反应。

（5）无并发症发生。

（三）护理措施

1.一般护理

（1）患者应卧床休息，嘱患者避免突然用力的动作，饭后不宜进行体力活动，防止精神紧张、情绪激动、受寒、饱餐及吸烟酗酒，宜少量多餐，用清淡饮食，不宜进含动物脂肪及高胆固醇的食物。

对有恐惧和焦虑心理的患者，应向患者解释冠心病的性质，只要注意生活保健、坚持治疗，可以防止病情的发展；对情绪不稳者，可适当应用镇静剂。

（2）保持大小便通畅，做好皮肤及口腔的护理。

2.病情观察与护理

（1）不稳定型心绞痛患者应放监护室予以监护，密切观察病情和心电图变化，观察胸痛持续的时间、次数，并注意观察硝酸盐类等药物的不良反应。发现异常，及时报告医师，并协助相应的处理。

（2）患者心绞痛发作时，嘱其安静卧床休息，做心电图检查观察其 ST-T 的改变，并给予舌下含化硝酸甘油 0.6 mg，吸氧。对有频繁发作的心绞痛或属自发型心绞痛的患者，需提高警惕，用心电监护观察有无发展为心肌梗死。如有上述变化，应及时报告医师。

（四）健康教育

（1）向患者及家属讲解有关疾病的病因及诱发因素，防止过度脑力劳动，适当参加体力活动；合理搭配饮食结构；肥胖者需限制饮食；戒烟酒。积极防治高血压、高脂血症和糖尿病。有上述疾病家族史的青年,应早期注意血压及血脂变化,争取早期发现,及时治疗。

(2)心绞痛症状控制后,应坚持服药治疗。避免导致心绞痛发作的诱因。对不经常发作者,需鼓励做适当的体育锻炼,如散步、打太极拳等,这样有利于冠状动脉侧支循环的建立。随身携带硝酸甘油片或亚硝酸异戊酯等药物,以备心绞痛发作时自用。

(3)出院时指导患者根据病情调整饮食结构,坚持医师、护士建议的合理化饮食。教会家属正确测量血压、脉搏、体温的方法。教会患者及家属识别与自身有关的诱发因素,如吸烟、情绪激动等。

(4)出院带药,给患者提供有关的书面材料,指导患者正确用药。

(5)教会患者门诊随访知识。

第二节 心 肌 梗 死

心肌梗死是心肌长时间缺血导致的心肌细胞死亡。为在冠状动脉病变的基础上,发生冠状动脉血供急剧减少或中断,使相应的心肌严重而持久地急性缺血而导致心肌坏死。急性心肌梗死临床表现为持久的胸骨后剧烈疼痛、发热、白细胞计数和血清心肌酶升高、心电图进行性改变,可发生心律失常、休克或心力衰竭,属急性冠脉综合征的严重类型。

一、病因与发病机制

(一)基本病因

冠状动脉粥样硬化造成血管管腔严重狭窄和心肌血供不足,而侧支循环未充分建立。一旦血供进一步急剧减少或中断,使心肌严重而持久地急性缺血达20分钟以上,即可发生急性心肌梗死。

(二)诱因

(1)剧烈体力劳动、精神紧张或情绪激动最为多见。

(2)其次为饱餐、上呼吸道感染或其他感染、用力大便或心动过速。

(3)少数为手术大出血或其他原因引起的低血压、休克等。气候寒冷、气温

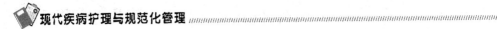

变化大亦可诱发。

二、临床表现

(一)先兆

有 50%～81.2% 的患者在起病前数天至数周有乏力、胸部不适、活动时心悸、气急、烦躁、心绞痛等前驱症状。

(二)症状

(1)疼痛为最早出现的最突出的症状,少数急性心肌梗死患者可无疼痛,一开始即表现为休克或急性心力衰竭。

(2)全身症状一般在疼痛发生后 24～28 小时出现,表现为发热、心动过速、白细胞计数升高和血沉增快等。

(3)胃肠道症状:疼痛剧烈时常伴有恶心、呕吐、上腹胀痛等。

(4)心律失常 24 小时内最多见,以室性心律失常多见,下壁梗死易发生房室传导阻滞。

(5)低血压和休克多在起病后数小时至 1 周内发生。

(6)心力衰竭主要为急性左心功能不全。

(三)体征

心尖部第一心音减弱,几乎所有患者都有血压降低。

三、辅助检查

(一)心电图检查

ST 段呈弓背向上明显抬高、T 波倒置及异常深而宽的 Q 波。

(二)超声心动图检查

了解心室各壁的运动情况,评估心室梗死面积,测量心功能,诊断室壁瘤和乳头肌功能不全。

(三)实验室检查

血清心肌酶升高,血清肌钙蛋白和肌酸激酶同工酶特异性升高。

四、治疗要点

(一)一般治疗

(1)急性期需卧床 1 周。

(2)持续吸氧 2～3 天。

(3)入冠心病监护室行心电、血压、呼吸等监测 3～5 天。

(二)解除疼痛

常用药有哌替啶、吗啡、硝酸甘油或硝酸异山梨酯。

(三)溶栓疗法和经皮腔内冠状动脉成形术

溶栓疗法和经皮腔内冠状动脉成形术可再灌注心肌。

(四)药物治疗

使用硝酸酯类药物、抗血小板药和抗凝药等。

五、护理评估

(一)一般评估

1.本次发病特点与目前病情

评估患者此次发病有无明显的诱因,胸痛发作的特征,尤其是起病的时间、疼痛剧烈程度、是否进行性加重,有无恶心、呕吐、乏力、头晕、呼吸困难等伴随症状,是否有心律失常、休克、心力衰竭的表现。

2.患病及治疗经过

评估患者有无心绞痛发作史,患病的起始时间,患病后的诊治过程,是否遵医嘱治疗,目前用药及有关的检查等。

3.危险因素评估

危险因素评估包括患者的年龄、性别、职业;有无家族史;了解患者有无肥胖、血脂异常、高血压、糖尿病等危险因素;有无摄入高脂饮食、吸烟等不良生活习惯,是否有充足的睡眠,有无锻炼身体的习惯;排便情况;了解工作与生活压力情况及性格特征等。

(二)身体评估

1.一般状态

观察患者的精神意识状态,尤其注意有无面色苍白、表情痛苦、大汗或神志模糊、反应迟钝甚至晕厥等表现。

2.生命体征

观察体温、脉搏、呼吸、血压有无异常及其程度。

3.心脏听诊

注意心率、心律、心音的变化,有无奔马律、心脏杂音及肺部啰音等。

(三)心理-社会评估

急性心肌梗死时患者胸痛程度异常剧烈,可有濒死感,或行紧急溶栓、介入治疗而产生恐惧心理。由于心肌梗死使患者活动耐力和自理能力下降,生活上需要照顾;如患者入住冠心病监护室,面对一系列检查和治疗,加上对预后的担心、对工作于生活的影响等,易产生焦虑。

(四)辅助检查结果的评估

1.心电图检查

是否有心肌梗死的特征性、动态性变化,对心肌梗死者应加做右胸导联,判断有无右心室梗死。连续心电监测有无心律失常等。

2.血液检查

定时抽血检测血清心肌标志物;评估血常规检查有无白细胞计数增高及血清电解质、血糖、血脂等异常。

(五)常用药物治疗效果的评估

1.硝酸酯类

遵医嘱给予舌下含化,动态评估患者胸疼是否缓解,注意血压及心电图的变化。

2.β受体阻滞剂

评估患者是否知晓本药不可以随意停药或漏服,否则可引起心绞痛加剧或心肌梗死。交代患者饭前服,以保证药物疗效及患者安全用药。用药过程中的心率、血压、心电图检测,是否有诱发心力衰竭的可能性。

3.血管紧张素转换酶抑制剂

本药常有刺激性干咳,具有适量降低血压作用,防止心室重构,预防心力衰竭。注意是否出现肾小球滤过率降低引起尿少;评估其有效性。出现干咳时,应评估干咳的原因,可能由以下因素引起:①血管紧张素转换酶抑制剂本身引起。②肺内感染引起,本原因引起的干咳往往伴有气促。③心力衰竭时也可引起干咳。

六、主要护理诊断/问题

(1)疼痛:胸痛与心肌缺血坏死有关。

(2)活动无耐力与氧的供需失调有关。

(3)有便秘的危险与进食少、活动少、不习惯床上大小便有关。

(4)潜在并发症:心力衰竭、猝死。

七、护理措施

(一)休息指导

发病12小时内应绝对卧床休息,保持环境安静,限制探视,并告知患者和家属休息可以降低心肌耗氧量和交感神经兴奋性,有利于缓解疼痛,以取得合作。

(二)饮食指导

起病后4～12小时内给予流质饮食,以减轻胃扩张。随后过渡到低脂、低胆固醇清淡饮食,提倡少食多餐。

(三)给氧

鼻导管给氧,氧流量2～5 L/min,以增加心肌氧的供应,减轻缺血和疼痛。

(四)心理护理

疼痛发作时应由专人陪伴,允许患者表达内心感受,给予心理支持,鼓励患者树立战胜疾病的信心。告知患者住进冠心病监护室后病情的任何变化都在医护人员的严密监护下,并能得到及时治疗,以缓解患者的恐惧心理。简明扼要地解释疾病过程与治疗配合,说明不良情绪会增加心肌耗氧量而不利于病情的控制。医护人员应紧张有序地工作,避免忙乱给患者带来的不安全感。监护仪器的报警声应尽量调低,以免影响患者休息,增加患者心理负担。

(五)止痛治疗的护理

遵医嘱给予吗啡或哌替啶止痛,注意有无呼吸抑制等不良反应。给予硝酸酯类药物时应随时检测血压的变化,维持收缩压在 13.3 kPa(100 mmHg)及以上。

(六)溶栓治疗的护理

(1)询问患者是否有溶栓禁忌证。

(2)协助医师做好溶栓前血常规、出凝血时间和血型等检查。

(3)迅速建立静脉通路,遵医嘱正确给予溶栓药物,注意观察有无不良反应:①变态反应,表现为寒战、发热、皮疹等;②低血压;③出血,包括皮肤黏膜出血、血尿、便血、咯血、颅内出血等,一旦出现应紧急处理。

(4)溶栓疗效观察,可根据下列指标间接判断溶栓是否成功:①胸痛2小时内基本消失;②心电图 ST 段于 2 小时内回降＞50%;③2 小时内出现再灌注性心律失常；④cTnI 或 cTnT 峰值提前至发病后 12 小时内，血清 CK-MB 峰值提前出线(14 小时以内)。上述 4 项中②和④最重要，也可根据冠脉造影直接判断溶栓是否成功。

(七)健康教育

除参见"心绞痛"的健康教育外，还应注意以下几点。

1.疾病知识指导

指导患者积极进行二级预防，防止再次梗死和其他心血管事件。急性心肌梗死恢复后的患者应调节饮食，可减少复发，即低饱和脂肪和低胆固醇饮食，要求饱和脂肪占总热量的 7% 以下，胆固醇＜200 mg/d。戒烟是心肌梗死后的二级预防中的重要措施，研究表明，急性心肌梗死后继续吸烟，再梗死和死亡的危险增高 22%～47%，每次随诊都必须了解并登记吸烟情况，积极劝导患者戒烟，并实施戒烟计划。

2.心理指导

心肌梗死后患者焦虑情绪多来自对今后工作及生活质量的担心，应予以充分理解并指导患者保持乐观、平和的心情，正确对待自己的病情。告诉家属对患者要积极配合与支持，为其创造一个良好的身心修养环境，生活中避免对其施加压力。当患者出现紧张、焦虑或烦躁等不良情绪时，应给予理解和疏导，必要时争取患者工作单位领导和同事的支持。

3.康复指导

加强运动康复锻炼，与患者一起制订个体化运动计划，指导患者出院后的运动康复训练。个人卫生、家务劳动、娱乐活动等也对患者有益。无并发症的患者，心肌梗死后 6～8 周可恢复性生活，性生活以不出现心率、呼吸增快持续 20～30 分钟、胸痛、心悸持续时间不超过 15 分钟为度。经 2～4 个月体力活动锻炼后，酌情恢复部分或轻体力工作。但对重体力劳动、驾驶员、高空作业及其他精神紧张或工作量过大的工种，应予以更换。

4.用药指导与病情监测

心肌梗死后患者因用药多、时间久、药品贵等，往往用药依从性低。需要采取形式多样的健康教育途径，应强调药物治疗的必要性，指导患者按医嘱服药，列举不遵医行为导致严重后果的病例，让患者认识到遵医用药的重要性，告知药物的用法、作用和不良反应，并教会患者定时测脉搏、血压，发护嘱卡或个人用药手册，定期电话随访，使患者"知、信、行"统一，提高用药依从性。若胸痛发作频繁、程度较重、时间较长，服用硝酸酯制剂疗效较差时，提示急性心血管事件，应及时就医。

5.照顾者指导

心肌梗死是心脏性猝死的高危因素,应教会家属心肺复苏的基本技术以备急用。

6.及时就诊的指标

(1)胸口剧痛。

(2)剧痛放射至头、手臂、下颌。

(3)出现出汗、恶心、甚至气促。

(4)自测脉搏<60 次/分,应该暂停服药,来院就诊。

第三节　心　力　衰　竭

心力衰竭是由于心脏收缩功能和/或舒张功能障碍,不能将静脉回心血量充分排出心脏,造成静脉系统淤血及动脉系统血液灌注不足而出现的综合征。

一、病因

(一)基本病因

1.心肌损伤

任何大面积(大于心室面积的 40%)的心肌损伤都会导致心脏收缩和/或舒张功能的障碍。

2.心脏负荷过重

压力负荷(后负荷)过重、心脏排血阻力增大、心排血量降低、心室收缩期负荷过度引起心室肥厚性心力衰竭;容量负荷(前负荷)过重、心脏舒张期容量增大、心排血量减低引起心室扩张性心力衰竭。

3.机械障碍

腱索或乳头肌断裂、心室间隔穿孔、心脏瓣膜严重狭窄或关闭不全等引起的心脏机械功能衰退,导致心力衰竭。

4.心脏负荷不足

如缩窄性心包炎、大量心包积液、限制性心肌病等,使静脉血液回心受限,因而心室心房充盈不足,腔静脉及门脉系统淤血,心排血量减低。

5.血液循环容量过多

如静脉过多、过快输液,尤其在无尿、少尿时超量输液,急性或慢性肾小球肾炎引起高度水钠潴留,高度水肿等均引起血液循环容量急剧膨胀而致心力衰竭。

(二)诱发因素

1.感染

感染可增加基础代谢,增加机体耗氧,增加心脏排血量而诱发心力衰竭,尤其是呼吸道感染较多见。

2.体力过劳

正常心脏在体力活动时,随身体代谢增高心脏排血量也随之增加。而有器质性心脏病患者体力活动时,心率增快,心肌耗氧量增加,心排血量减少,冠状动脉血液灌注不足,导致心肌缺血,心慌气急,诱发心力衰竭。

3.情绪激动

情绪激动促使儿茶酚胺释放,心率增快,心肌耗氧增加,动脉与静脉血管痉挛,增加心脏前后负荷而诱发心力衰竭。

4.妊娠与分娩

风湿性心脏病或先天性心脏病患者,心功能低下,在妊娠32～34周、分娩期及产褥期最初3天内心脏负荷最重,易诱发心力衰竭。

5.动脉栓塞

心脏病患者长期卧床,静脉系统长期处于淤血状态,容易形成血栓。一旦血栓脱落导致肺栓塞,加重肺循环阻力诱发心力衰竭。

6.水、钠摄入量过多

心功能减退时,肾脏排水排钠功能减弱,如果水、钠摄入量过多可引起水、钠潴留,血容量扩增。

7.心律失常

心动过速可使心脏无效收缩次数增加而加重心脏负荷;心脏舒张期缩短使心室充盈受限,进而降低心排血量,同时心脏氧渗透期缩短不利于心肌代谢。

8.冠脉痉挛

冠状动脉粥样硬化,易发生冠脉痉挛,引起心肌缺血导致心脏收缩或舒张功能障碍。

9.药物反应

因用药或停药不当导致的心力衰竭或心力衰竭恶化不在少数。慢性心力衰竭患者停用强心剂;服用过量洋地黄、利尿药或抗心律失常药,都可导致心力衰竭恶化。

二、病理生理

(一)心脏的代偿机制

正常心脏有比较充足的储备能力,以适应一般生活需要所增加的心脏负担。当心脏功能减退,心排血量降低不足以供应机体需要时,机体将同时通过神经、体液等机制进行调整,力争恢复心排血量。

(1)反射性交感神经兴奋,迷走神经抑制,代偿性心率加快及心肌收缩力加强,以维持心排血量。由于交感神经兴奋,周围血管和小动脉收缩可使血压维持正常而不随心排血量降低而下降;小静脉收缩可使静脉回心血量增加,从而使心搏血量增加。

(2)心肌肥厚:长期的负荷加重,使心肌肥厚和心室扩张,维持心排血量。然而,扩大和肥厚的心脏虽然完成较多的工作,但它耗氧量也随之增加,可是心肌内毛细血管数量并没有相应的增加,所以,扩大肥厚的心肌细胞相对的供血不足。

(3)心率增快:心率加快在一定范围内使心排血量增加,但如果心率太快则心脏舒张期显著缩短,使心室充盈不足,导致心排血量降低及静脉淤血加重。

(二)心脏的失代偿机制

当心脏储备力耗损至不能适应机体代谢的需要时,心功能便由代偿转为失代偿阶段,即心力衰竭。

心力衰竭时,心排血量相对或绝对的降低,一方面供给各器官的血流不足,引起各器官组织的功能改变,血液重新分配,首先为保证心、脑、肾血液供应,皮肤、内脏、肌肉的供血相应有较大的减少。肾血流量减少时,可使肾小球滤过率降低和肾素分泌增加,进而促使肾上腺皮质的醛固酮分泌增加,引起水钠潴留,血容量增加,静脉和毛细血管充血和压力增加。另一方面,心脏收缩力减弱,不能完全排出静脉回流的血液,心室收缩末期残留血量增多,心室舒张末期压力升高,遂使静脉回流受阻,引起静脉淤血和静脉压力升高,从而引起外周毛细血管的漏出增加,水分渗入组织间隙引起各脏器淤血水肿;肝脏淤血时对醛固酮的灭活减少;抗利尿激素分泌增加,肾排水量进一步减少,水、钠潴留进一步加重,这也是水肿发生和加重的原因。

根据心脏代偿功能发挥的情况及失代偿的程度,可将心力衰竭分为3度,或按心功能分为4级。

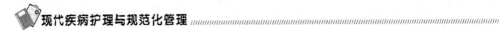

Ⅰ级:有心脏病的客观证据,而无呼吸困难,心悸,水肿等症状(心功能代偿期)。

Ⅱ级:日常劳动并无异常感觉,但稍重劳动即有心悸,气急等症状(心力衰竭Ⅰ度)。

Ⅲ级:普通劳动亦有症状,但休息时消失(心力衰竭Ⅱ度)。

Ⅳ级:休息时也有明显症状,甚至卧床仍有症状(心力衰竭Ⅲ度)。

三、临床表现

心力衰竭在早期可仅有一侧衰竭,临床上以左心衰竭为多见,但左心衰竭后,右心也相继发生功能损害,最后导致全心力衰竭。临床表现的轻重,常依病情发展的快慢和患者的耐受能力的不同而不同。

(一)左心衰竭

1.呼吸困难

轻症患者自觉呼吸困难,重者同时有呼吸困难和短促的征象。早期仅发生于劳动或运动时,休息后很快消失。这是由于劳动促使回心血量增加,肺淤血加重的缘故。随着病情加重,轻度劳动即感到呼吸困难,严重者休息时亦感呼吸困难,以致被迫采取半卧位或坐位,为端坐呼吸。

2.阵发性呼吸困难

多发生于夜间,故又称为阵发性夜间性呼吸困难。患者常在熟睡中惊醒,出现严重呼吸困难及窒息感,被迫坐起,咳嗽频繁,咯粉红色泡沫样痰液。轻者数分钟,重者经1~2小时逐渐停止。阵发性呼吸困难的发生原因,可能为:①睡眠时平卧位,回心血量增加,超过左心负荷的限度,加重了肺淤血。②睡眠时,膈肌上升,肺活量减少。③夜间迷走神经兴奋性增高,使冠状动脉和支气管收缩,影响了心肌的血液供应,发生支气管痉挛,降低心肌收缩性能和肺通气量,肺淤血加重。④熟睡时中枢神经敏感度降低,因此,肺淤血必须达到一定程度后方能使患者因气喘惊醒。

3.急性肺水肿

急性肺水肿是左心衰竭的重症表现,是阵发性呼吸困难的进一步发展。常突然发生,呈端坐呼吸,表情焦虑不安,频频咳嗽,咯大量泡沫状或血性泡沫性痰液,严重时可有大量泡沫样液体由鼻涌出,面色苍白,口唇发绀,皮肤湿冷,两肺布满湿啰音及哮鸣音,血压可下降,甚至休克。

4.咳嗽和咯血

咳嗽和咯血为肺泡和支气管黏膜淤血所致,多与呼吸困难并存,咳白色泡沫样黏痰或血性痰。

5.其他症状

可有疲乏无力、失眠、心悸、发绀等。严重患者脑缺氧缺血时可出现陈-施氏呼吸、嗜睡、眩晕、意识丧失、抽搐等。

6.体征

除原有心脏病体征外,可有舒张期奔马律、交替脉、肺动脉瓣区第2心音亢进。轻症肺底部可听到散在湿性啰音,重症则湿啰音满布全肺。有时可伴哮鸣音。

7.X线及其他检查

X线检查,可见左心扩大及肺淤血,肺纹理增粗。急性肺水肿时可见由肺门伸向肺野呈蝶形的云雾状阴影。心电图检查可出现心率快及左心室肥厚图形。臂舌循环时间延长(正常10～15秒),臂肺时间正常(4～8秒)。

(二)右心衰竭

1.水肿

皮下水肿是右心衰竭的典型症状。在水肿出现前,由于体内已有水钠潴留,体液潴留达5 kg以上才出现水肿,故多只有体重增加。水肿多先见于下肢,卧床患者则在腰、背及骶部等低重部位明显,呈凹陷性水肿。重症则波及全身。水肿多于傍晚发生或加重,休息一夜后消失或减轻,伴有夜间尿量增加。这是由于夜间休息时,回心血量比白天活动时增多,心脏能将静脉回流血量排出,心室收缩末期残留血量减少,静脉和毛细血管压力有所减轻,因而水肿减轻或消退。

少数患者可出现胸腔积液和腹水。胸腔积液可同时见于左、右两侧胸腔,但以右侧较多,其原因不甚明了。由于壁层胸膜静脉回流体静脉,而脏层胸膜静脉血流入肺静脉,因而胸腔积液多见于左、右心衰竭并存时。腹水多由心源性肝硬化引起。

2.颈静脉怒张和内脏淤血

坐位或半卧位时可见颈静脉怒张,其出现常较皮下水肿或肝大出现为早,同时可见舌下、手臂等浅表静脉异常充盈。肝大并压痛可先于皮下水肿出现。长期肝淤血、缺氧可引起肝细胞变性、坏死,并发展为心源性肝硬化,肝功能检查异常或出现黄疸。若有三尖瓣关闭不全并存,肝脏触诊呈扩张性搏动。胃肠道淤血常引起消化不良、食欲减退、腹胀、恶心和呕吐等症状。肾淤血致尿量减少,尿中可有少量蛋白和细胞。

3.发绀

右心衰竭患者多有不同程度发绀,首先见于指端、口唇和耳郭,较单纯左心功能不全者为显著,其原因除血红蛋白在肺部氧合不全外,与血流缓慢、组织自身毛细血管中吸取较多的氧而使还原血红蛋白增加有关。严重贫血者则不出现发绀。

4.神经系统症状

可有神经过敏、失眠、嗜睡等症状。重者可发生精神错乱,可能是脑出血、缺氧或电解质紊乱等原因引起。

5.心脏及其他检查

主要为原有心脏病体征,由于右心衰竭常继发于左心衰竭的基础上,因而左、右心均可扩大。右心扩大引起了三尖瓣关闭不全时,在三尖瓣音区可听到收缩期吹风样杂音。静脉压增高。臂肺循环时间延长,因而臂舌循环时间也延长。

(三)全心力衰竭

左心功能不全、右心功能不全的临床表现同时存在,但患者或以左心衰竭的表现为主或以右心衰竭的表现为主,左心衰竭肺充血的临床表现可因右心衰竭的发生而减轻。

四、护理

(一)护理要点

(1)减轻心脏负担,预防心力衰竭的发生。

(2)合理使用强心,利尿,扩血管药物,改善心功能。

(3)密切观察病情变化,及时救治急性心力衰竭。

(4)健康教育。

(二)减轻心脏负担,预防心力衰竭

休息可减少全身肌肉活动,减少氧的消耗,也可减少静脉回心血量及减慢心率,从而减轻心脏负担。根据患者病情适当安排其生活和劳动,可以尽量减轻心脏负荷。对于轻度心力衰竭患者,可仅限制其体力活动,并规定充分的午睡时间或较正常人多一些的夜间睡眠时间。较重的心力衰竭患者均应卧床休息,并尽可能使卧床休息患者的体位舒适。当心力衰竭表现有明显改善时,应尽快允许和鼓励患者逐渐恢复体力活动,恢复体力活动的速度和程度视患者心力衰竭的严重程度和发作时间的长短及患者对治疗的反应等而定。如心脏功能已完全恢

复正常或接近正常,则每天可做轻度的体力活动。

饮食应少食多餐,给予低热量、多维生素、易消化食物,避免过饱,加重心脏负担。目前由于利尿剂应用方便。对钠盐限制不必过于严格,一般轻度心力衰竭患者每天摄入食盐 5 g 左右(正常人每天摄入食盐 10 g 左右),中度心力衰竭患者给予低盐饮食(含钠 2～4 g),重度心力衰竭患者给予无钠饮食。如果经一般限盐、利尿,病情未能很好控制者,则应进一步严格限盐,摄入量不超过 1 g。饮水量一般不加限制,仅在并发稀释性低钠血症者,限制每天入水量 500 mL 左右。

(三)合理使用强心药物并观察毒性反应

洋地黄类强心苷是目前治疗心力衰竭的主要药物,能直接加强心肌收缩力,增加心排血量,从而使心脏收缩末期残余血量减少,舒张末期压力下降,有利于缓解各器官的淤血,增加尿量,减慢心率。常用的给药方法:负荷量加维持量,在短期内,1～3 天给予一定的负荷量,以后每天用维持量,适用于急性心力衰竭,较重的心力衰竭或需尽快控制病情的患者;单用维持量,近年来证实,洋地黄类药物治疗剂量的大小与其增强心肌收缩力作用呈线性关系,故对较轻的心力衰竭和易发生中毒的患者可用较小的剂量,而不采用惯用的洋地黄负荷量法,尤其对慢性心力衰竭更适用。

洋地黄用量的个体差异大,且治疗剂量与中毒剂量较接近,故用药期间需要密切观察洋地黄的毒性反应。洋地黄毒性反应如下。①消化道反应:食欲缺乏、恶心、呕吐、腹泻等。②神经系统反应:头痛、眩晕,视觉改变(黄视或绿视)。③心脏反应:可发生各种心律失常,常见的心律失常类型为室性期前收缩,尤其是呈二联、三联或呈多源性者。其他有房性心动过速伴有房室传导阻滞,交界性心动过速,各种不同程度的房室传导阻滞,室性心动过速,心房纤维颤动等。④血清洋地黄含量:放射性核素免疫法测定血清地高辛含量<2.0 ng/mL,或洋地黄毒苷<20 μg/mL 为安全剂量。中毒者多数大于以上浓度。

使用洋地黄类药物时注意事项:①服药前要先了解病史,如询问已用洋地黄情况,利尿剂的使用情况及电解质浓度如何,如果存在低钾、低镁易诱发洋地黄中毒。②心力衰竭反复发作,严重缺氧,心脏明显扩大的患者对洋地黄药物耐受性差,宜小剂量使用。③询问有无合并使用增加或降低洋地黄敏感性的药物,如普萘洛尔、利血平、利尿剂、抗甲状腺药物、维拉帕米、胺碘酮、肾上腺素等可增加洋地黄敏感性;而考来烯胺、抗酸药物、降胆固醇药及巴比妥类药则可降低洋地黄敏感性。④了解肝脏肾脏功能,地高辛主要自肾脏排泄,肾功能不全的,宜减少用量;洋地黄毒苷经肝脏代谢胆管排泄,部分转化为地高辛。⑤密切观察洋地黄毒性反应。⑥静脉给药时应用5%～20%的 GS 溶液稀释,混匀后缓慢静脉推注,一般不少于10分钟,用药时注意听诊心率及节律的变化。

(四)观察应用利尿剂后的反应

慢性心力衰竭患者,首选噻嗪类药,采用间歇用药,即每周固定服药 2～3 天,停用 4～5 天。若无效可加服氨苯蝶啶或螺内酯。如果上两药联用效果仍不理想可以呋塞米代替噻嗪类药物。急性心力衰竭或肺水肿者,首选呋塞米或依他尼酸或汞撒利等快速利尿药。在应用利尿剂1小时后,静脉缓慢注射氨茶碱0.25 g,可增加利尿效果。应用利尿剂后要密切观察尿量,每天测体重,准确记录 24 小时液体出入量,大量利尿者应测血压,脉搏和抽血查电解质,观察有无利尿过度引起的脱水,低血容量和电解质紊乱的表现,尤其是应用排钾利尿剂后有无乏力、恶心、呕吐、腹胀等低钾表现。对于利尿反应差者,应找出利尿不佳的原因,如了解肾脏功能情况,是否存在低血压、低血钾、低血镁或稀释性低钠血症,以及用药是否合理等。

(五)合理使用扩血管药物并观察用药反应

血管扩张剂可以扩张周围小动脉,减轻心脏排血时的阻力而减轻心脏后负荷;又可以扩张周围静脉,减少回心血量,减轻心脏前负荷,进而改善心功能。常用的扩张静脉为主的药物有硝酸甘油、硝酸酯类及吗啡类药物;扩张动脉为主的药物有平胺唑啉,肼屈嗪、硝苯地平;兼有扩张动脉和静脉的药物有硝普钠、哌唑嗪及卡托普利等。在开始使用血管扩张剂时,要密切观察病情和用药前后血压,心率的变化,慎防血管扩张过度,心脏充盈不足,血压下降,心率加快等不良反应。用血管扩张药注意应从小剂量开始,用药前后对比心率,血压变化情况或床边监测血流动力学。根据具体情况,每 5～10 分钟测量 1 次,若用药后血压较用药前降低 1.3～2.7 kPa(10～20 mmHg),应谨慎调整药物浓度或停用。

(六)急性肺水肿的救治及护理

急性肺水肿为急性左心功能不全或急性左心衰竭的主要表现。多因突发严重的左心室排血不足或左心房排血受阻引起肺静脉及肺毛细血管压力急剧升高所致。当肺毛细血管压升高超过血浆胶体渗透压时,液体即从毛细血管漏到肺间质、肺泡甚至气道内,引起肺水肿。典型发作表现为突然严重气急,每分钟呼吸可达 30～40 次,端坐呼吸,阵阵咳嗽,面色苍白,大汗,常咳出泡沫样痰,严重者可从口腔和鼻腔内涌出大量粉红色泡沫液体。发作时心率、脉搏增快,血压在起始时可升高,以后降至正常或低于正常。两肺内可闻及广泛的水泡音和哮鸣音。心尖部可听到奔马律。

1.治疗原则

(1)减少肺循环血量和静脉回心血量。

(2)增加每搏输出量,包括增强心肌收缩力和降低周围血管阻力。

(3)减少血容量。

(4)减少肺泡内液体漏出,保证气体交换。

2.护理措施

(1)使患者取坐位或半卧位,两腿下垂,减少下肢静脉回流,减少回心血量。

(2)立即皮下注射吗啡 10 mg 或哌替啶 50～100 mg,使患者安静及减轻呼吸困难。但对昏迷、严重休克、有呼吸道疾病或痰液极多者忌用,年老、体衰、瘦小者应减量。

(3)改善通气-换气功能,轻度肺水肿早期高流量氧气吸入,开始是 2～3 L/min,以后逐渐增至 4～6 L/min,氧气湿化瓶内加 75％乙醇或选用有机硅消泡沫剂,以降低肺泡内泡沫的表面张力,使泡沫破裂,改善通气功能。肺水肿明显出现即应做气管插管进行加压辅助呼吸,改善通气与氧的弥散,减少肺内分流,提高血氧分压。肺水肿基本控制后,可采用呼吸机间歇正压呼吸,如果动脉血氧分压<9.3 kPa(70 mmHg)时,可改为持续正压呼吸。

(4)速给毛花苷 C 0.4 mg 或毒毛花苷 K 0.25 mg,加入葡萄糖溶液中缓慢静脉推注。

(5)速给呋塞米,如呋塞米 20～40 mg 或依他尼酸 25 mg 静脉注射。

(6)静脉注射氨茶碱 0.25 g 用 50％葡萄糖液 20～40 mL 稀释后缓慢注入,减轻支气管痉挛,增加心肌收缩力和促进尿液排出。

(7)氢化可的松 100～200 mg 或地塞米松 10 mg 溶于葡萄糖溶液中静脉注射。

(七)健康教育

随着人们生活水平的不断提高,人们对生活质量的要求也越来越高。心力衰竭的转归及治愈程度将直接影响患者的生活质量,预防心力衰竭发生以保证患者的生活质量就显得更为重要。首先要避免诱发因素,如气候转换时要预防感冒,及时添加衣服;以乐观的态度对待生活,情绪平稳,不要大起大落过于激动;体力劳动不要过重;适当掌握有关的医学知识以便自我保健等。其次,对已明确心功能Ⅱ级、Ⅲ级的患者要按一般治疗标准,合理正确按医嘱服用强心、利尿、扩血管药物,注意休息和营养,并定期门诊随访。

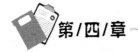

普外科护理

第一节 胃十二指肠溃疡

胃十二指肠溃疡是指发生于胃、十二指肠的局限性圆形或椭圆形全层黏膜缺损,与胃酸分泌过多、幽门螺杆菌感染、黏膜防御机制减弱等有关。纤维胃镜、X线钡餐检查为确诊胃十二指肠溃疡的主要方法。无严重并发症的胃十二指肠溃疡一般采取内科治疗,外科手术治疗主要用于急性穿孔、出血、幽门梗阻、药物治疗无效的溃疡及恶变者。

一、临床表现

(一)胃十二指肠溃疡穿孔

多数突然发生于夜间空腹或饱食后,表现为骤起上腹部刀割样剧痛,迅速扩散至全腹,疼痛难以忍受,常伴面色苍白、出冷汗、脉搏细速、血压下降等表现。全腹有明显的压痛、反跳痛、肌紧张、呈"板样"强直,随着感染加重,患者可出现发热、脉快,甚至肠麻痹、感染性休克。

(二)胃十二指肠溃疡大出血

呕血和柏油样黑便为主要症状,呕血和便血前常有心悸、目眩、无力甚至晕厥。若短期内失血量超过 400 mL 时,患者可出现面色苍白、口渴、脉搏快速有力、血压正常或偏高的代偿征象;若失血量超过 800 mL 时,可出现休克症状。

(三)胃十二指肠溃疡瘢痕性幽门梗阻

患者表现为上腹部不适,呕吐量大为宿食。患者有消瘦、皮肤干燥等营养不良表现。

二、护理评估

(一)术前评估

1.健康史

(1)个人情况:患者的性别、年龄、职业、生活习惯、性格特征、心理压力、吸烟史、饮食习惯等。

(2)既往史:既往用药情况,特别是有无非甾体抗炎药物和类固醇皮质激素等药物服用史。

2.身体状况

(1)有无腹痛,疼痛的规律、加重及缓解因素。

(2)有无恶心、呕吐,呕吐物的颜色、性质、量及气味。

(3)有无便血或黑便。

(4)有无腹膜刺激征,肠鸣音亢进、减弱或消失。

(5)有无循环系统代偿表现,有无休克。

(6)有无营养不良、低蛋白血症。

(7)纤维胃镜、X线钡餐、腹部X线、胃酸测定、血常规、诊断性腹腔穿刺、血管造影等检查有无异常。

3.心理社会状况

(1)患者对胃十二指肠溃疡的了解程度。

(2)患者有对手术有无顾虑及心理负担,是否担心胃十二指肠溃疡的预后。

(3)家属对患者的关心程度和经济承受能力。

(4)患者和家属是否知晓胃十二指肠溃疡的预防方法。

(二)术后评估

(1)麻醉和手术方式,术中出血、补液、输血情况。

(2)患者的生命体征。

(3)胃肠减压和腹腔引流液的颜色、性质、量。

(4)肠蠕动恢复情况。

(5)有无出血、胃瘫、吻合口破裂或吻合口瘘、十二指肠残端破裂、肠梗阻、倾倒综合征等并发症发生。

三、常见护理问题

(一)急性疼痛

急性疼痛与胃十二指肠黏膜受侵蚀、手术创伤有关。

(二)体液不足

体液不足与溃疡急性穿孔后消化液大量丢失,溃疡大出血致血容量降低,大量呕吐、胃肠减压等引起水、电解质的丢失等有关。

(三)营养失调

低于机体需要量与营养摄入不足、消耗增加有关。

(四)潜在并发症

出血、胃瘫、吻合口破裂或吻合口瘘、十二指肠残端破裂、肠梗阻及倾倒综合征。

四、护理措施

(一)术前护理

1.胃大部切除术

协助做好术前检查,术前常规准备,术前 1 天进流质饮食,术前 8 小时禁食、禁饮,必要时留置胃管。

2.胃十二指肠溃疡急性穿孔

(1)病情观察:观察患者生命体征、腹膜刺激征、肠鸣音的变化,若病情加重,应做好急诊手术准备。

(2)体位:伴有休克的患者应取休克卧位(仰卧中凹位),即上身及下肢各抬高 20°,生命体征平稳后改为半卧位,减少毒素吸收,降低腹壁张力,减轻疼痛。

(3)禁食、胃肠减压:保持引流通畅和有效负压,减少胃肠内容物继续外漏,注意观察引流液的颜色、性质及量。

(4)输液:遵医嘱静脉补液,应用抑酸药物,维持水、电解质及酸碱平衡。同时记录出入液量。

(5)预防和控制感染:遵医嘱合理使用抗菌药物。

3.胃十二指肠溃疡大出血

(1)病情观察:严密观察血压、脉搏、尿量、中心静脉压、周围循环状况;观察胃管引流液和红细胞计数变化,判断有无活动性出血及止血效果。若出血仍在继续,及时报告医师,做好急诊手术的术前准备。

(2)体位:取平卧位,呕血者头偏向一侧。

(3)禁食、留置胃管:用生理盐水冲洗胃管,清除凝血块,直至胃液变清。可经胃管注入200 mL含 8 mg 去甲肾上腺素的冰生理盐水溶液,每 4～6 小时

1次。

(4)补充血容量:建立多条输液通路,必要时放置中心静脉导管,快速输液、输血。

(5)应用止血、抑酸药物:遵医嘱静脉或肌内注射止血药物;静脉给予 H_2 受体拮抗剂、质子泵抑制剂或生长抑素等。

(6)胃镜下止血:协助医师行胃镜下止血。

4.胃十二指肠溃疡瘢痕性幽门梗阻

(1)胃肠减压:留置胃管,进行胃肠减压和引流。

(2)饮食指导:完全梗阻者需禁食,非完全梗阻者可给予无渣半流质。

(3)洗胃:完全梗阻者,术前用温生理盐水洗胃,清除胃内宿食,减轻胃壁水肿和炎症,同时利于术后吻合口愈合。

(4)支持治疗:遵医嘱静脉输液,补充液体、电解质、肠外营养液、血制品等,维持水、电解质及酸碱平衡,纠正营养不良、贫血及低蛋白血症。

5.心理护理

了解患者心理状态,鼓励患者表达自身感受,根据患者个体情况向其提供信息,帮助其消除不良心理,增强治疗信心。鼓励家属和亲友给予患者关心及支持,使其能够积极配合治疗和护理。

(二)术后护理

1.病情观察

严密监测生命体征变化,观察患者的尿量、伤口有无渗血、渗液,以及引流液的情况。

2.体位

平卧位,待血压、脉搏平稳后改为摇高床头 30°,以减轻腹部切口张力及疼痛,利于呼吸及循环。

3.管道护理

(1)禁食、胃肠减压:术后早期给予患者禁食、持续胃肠减压,引出胃内液体、积血及气体,减轻吻合口张力。

胃肠减压护理要点:①妥善固定胃管并记录胃管插入长度,避免胃管脱出,一旦脱出切忌不能自行插回,以免造成吻合口瘘;②保持引流管通畅,维持适当的负压,防止管路受压、扭曲、折叠;③观察并记录引流液的颜色、性状及量,术后 24 小时内可由胃管引流出少量暗红色或咖啡样液体,一般不超过 300 mL。若有较多鲜血,应及时联系医师并配合处理;④拔管:术后胃肠减压量减少,肠蠕动恢复、肛门排气后,可拔除胃管。

(2)腹腔引流管的观察:腹腔引流管可预防血液、消化液、渗出液等在腹腔内或手术野内积聚,排出腹腔脓液和坏死组织,防止感染扩散,促使手术无效腔缩小或闭合,保证伤口良好愈合。

腹腔引流管护理要点:①妥善固定引流管和引流袋,防止患者在变换体位时压迫、扭曲引流管,或引流管被牵拉而脱出。另外,还可避免或减少因引流管的牵拉而引起疼痛。②保持引流通畅,若发现引流量突然减少,患者感到腹胀、伴发热,应检查引流管腔有无堵塞或引流管是否脱落。③注意观察引流液的颜色、量、气味及有无残渣等,准确记录 24 小时引流量。一般情况下,患者术后体温逐日趋于正常,腹腔引流液逐日减少、变清。若术后数天腹腔引流液仍不减,伴有黄绿色胆汁或脓性,带臭味,伴腹痛,体温再次上升,应警惕发生吻合口瘘的可能;须及时告知医师,协助处理。④注意观察引流管周围皮肤有无红肿、皮肤损伤等情况。⑤疼痛观察:引流口处疼痛,常由于引流液刺激周围皮肤,或引流管过紧地压迫局部组织引起继发感染或迁移性脓肿所致,局部固定点疼痛一般是病变所在处。剧烈腹痛突然减轻,应高度怀疑脓腔或脏器破裂,注意观察腹部体征。

4.补液

遵医嘱静脉输液,必要时遵医嘱输注血制品,记录 24 小时出入量,监测血电解质,避免发生水、电解质、酸碱平衡紊乱。

5.活动

鼓励患者早期活动,促进肠蠕动恢复,防止术后发生肠粘连和下肢深静脉血栓。除年老体弱或病情较重者,鼓励并协助患者术后第 1 天坐起轻微活动,第 2 天协助患者于床边活动,第 3 天可在病室内活动。

6.营养支持

改善患者的营养状态,能够促进吻合口和切口愈合。①禁食期间:遵医嘱输注肠外营养液。②拔除胃管后当天:可饮少量水或米汤。③如无不适,拔管后第 2 天进半量流质饮食,每次 50～80 mL。④拔管后第 3 天进全量流质饮食,每次 100～150 mL。⑤进食后无不适,第 4 天可进半流质饮食。

注意:食物宜温、软、易于消化,少量多餐。开始时每天 5～6 餐,逐渐减少进餐次数并增加每次进餐量,逐步恢复正常饮食。

7.疼痛护理

每天进行疼痛评分,使用数字评分法≥3 分时,及时通知医师给予处理,并观察处理效果、有无药物不良反应。应用自控镇痛泵者,指导其使用方法。

(三)术后并发症的观察与护理

1.出血

出血主要包括胃或十二指肠残端出血、吻合口出血及腹腔出血。

(1)观察:术后早期易发生。若术后短时间内胃管或腹腔引流管内引流出大量鲜红色血液,24 小时后仍未停止,须警惕胃出血。

(2)护理:观察患者的神志、生命体征、尿量、体温的变化;观察胃管、腹腔引流管引流液的颜色、性质及量;观察血红蛋白、红细胞比容的变化。遵医嘱应用止血药物、输血或用冰盐水洗胃;必要时协助医师通过内镜检查出血部位并止血。经非手术治疗不能有效止血或出血量 >500 mL/h 时,应积极完善术前准备。

2.胃瘫

胃瘫是胃手术后以胃排空障碍为主的综合征,发病机制尚未明确,常发生于术后数天停止胃肠减压、进食流质,或由流质饮食改为半流质饮食后。

(1)观察:观察患者在停止胃肠减压或进食后,有无上腹饱胀、恶心、呕吐、顽固性呃逆。

(2)护理:严格禁食、禁水,持续胃肠减压;遵医嘱补液,维持水、电解质及酸碱平衡;给予肠外营养支持,改善机体营养状态,纠正低蛋白血症。使用 3% 温盐水洗胃,减轻吻合口水肿。遵医嘱应用胃动力促进剂或中药治疗。向患者解释术后胃瘫多能经非手术治疗治愈,消除其紧张、恐惧心理。患者胃动力的恢复常突然发生,于 1~2 天内胃引流量明显减少,腹胀、恶心迅速缓解,即可拔除胃管,指导患者逐渐恢复饮食。

3.吻合口破裂或吻合口瘘

吻合口破裂或吻合口瘘多发生在术后 1 周内,与缝合不当、吻合口张力过大、组织供血不足、贫血、低蛋白血症、组织水肿等有关。

(1)观察:观察患者有无高热、脉速,腹部压痛、反跳痛、腹肌紧张,或腹腔引流管内引流出含肠内容物的混浊液体。

(2)护理:给予患者禁食、胃肠减压。遵医嘱应用肠外营养支持,纠正水、电解质及酸碱失衡,合理应用抗菌药物。形成局部脓肿、外瘘或无弥漫性腹膜炎者,行局部引流,注意及时清洁瘘口周围皮肤并保持干燥,局部使用氧化锌软膏、皮肤保护粉/膜,避免皮肤破损继发感染。

（3）注意：出现弥漫性腹膜炎的吻合口破裂患者必须立即手术，做好急诊术前准备。

4.十二指肠残端破裂

十二指肠残端破裂多发生在术后24～48小时，见于十二指肠残端处理不当或毕Ⅱ氏输入襻梗阻。

（1）观察：观察患者有无突发上腹部剧痛、腹膜刺激征、发热、白细胞计数增加、腹腔穿刺抽出胆汁样液体。

（2）护理：一旦确诊应立即手术，积极完善术前准备，术后护理同吻合口破裂或吻合口瘘。

5.肠梗阻

根据梗阻部位分为输入襻梗阻、输出襻梗阻及吻合口梗阻。

（1）输入襻梗阻：见于毕Ⅱ式胃大部分切除术后。①急性完全性输入襻梗阻：与输入襻受压或穿入输出襻与横结肠系膜的间隙孔形成内疝所致。临床表现为突发上腹部剧烈疼痛、频繁呕吐、量少、多不含胆汁、呕吐后症状不缓解，且上腹部有压痛性肿块，病情进展快，很快出现休克表现。由于易发生肠绞窄，应紧急手术治疗。②慢性不完全性输入襻梗阻：由于输入襻在吻合口处形成锐角，输入襻内消化液排空不畅所致。表现为进食后上腹胀痛或绞痛，随即突然喷射性呕吐出大量不含食物的胆汁，呕吐后症状缓解。应给予禁食、胃肠减压、肠外营养支持治疗，非手术治疗症状仍不能缓解者，需再次手术。

（2）输出襻梗阻：见于毕Ⅱ式胃大部分切除术后，因术后肠粘连、大网膜水肿、炎性肿块压迫所致。表现为上腹饱胀不适，严重时有呕吐，呕吐物含胆汁。若非手术治疗无效，应手术解除梗阻。

（3）吻合口梗阻：见于吻合口过小或吻合时内翻过多，加上术后吻合口水肿所致。表现为进食后上腹饱胀感和溢出性呕吐，呕吐物含不含胆汁。非手术治疗措施同胃瘫；若非手术治疗无效，需手术解除梗阻。

6.倾倒综合征

胃大部分切除术后，由于失去幽门的节制功能，导致胃排空过快，产生一系列临床症状，称为倾倒综合征。根据进食后出现症状的时间分为早期和晚期两种类型。

（1）早期倾倒综合征：多发生在进食后半小时内，与大量高渗性食物快速进入肠道导致肠道内分泌细胞大量分泌肠源性血管活性物质，及渗透压作用使细胞外液大量移入肠腔有关。①观察：密切观察患者有无心悸、出冷汗、乏力、面色苍白、头晕等循环系统症状,以及腹部饱胀不适或绞痛、恶心、呕吐、腹泻等胃肠道症状。②护理:指导患者调整饮食,少量多餐;进食低碳水化合物、高蛋白饮食;用餐时限制饮水喝汤;避免进食过甜、过咸、过浓的流质饮食;进餐后平卧20分钟。多数患者经饮食调整后,症状可减轻或消失,半年到1年内能逐渐自愈;严重者需使用生长抑素或手术治疗。

(2)晚期倾倒综合征:发生于餐后2～4小时,与食物进入肠道后刺激胰岛素大量分泌,继而导致反应性低血糖有关,故又称为低血糖综合征。①观察:观察患者有无心悸、出冷汗、乏力、面色苍白、手颤、虚脱等表现。②护理:指导患者出现症状时稍进饮食,尤其是糖类。指导患者少食多餐,减少碳水化合物的摄入,增加蛋白质比例。

五、健康教育

(一)疾病知识指导

告知患者及家属有关胃十二指肠溃疡的知识,使之能更好地配合术后长期治疗和自我管理。

(二)运动指导

指导患者出院后注意劳逸结合,避免过于疲劳。①根据病情和体力恢复情况,逐渐参加散步等低强度运动。②避免进行快跑、登山、打球等剧烈活动。③术后1个月内避免提重物,以免发生切口疝。

(三)药物指导

指导患者服药的时间、剂量、方式,说明药物不良反应,避免服用对胃黏膜有损害的药物,如阿司匹林、吲哚美辛、类固醇皮质激素等。

(四)饮食指导

根据患者肠道功能恢复情况,指导患者少量多餐,由流质、半流质、软食逐渐过渡到普食。

(1)进食鸡肉、鱼肉、兔肉等高蛋白的食物,及新鲜蔬菜、水果等高维生素食物,促进机体恢复。

(2)避免进食油条、肥肉、炸鸡等油腻食物,防止引起消化不良。

(3)避免进食粗硬食物,以免加重吻合口水肿或炎症,导致肠梗阻。

(4)避免进食牛奶、豆浆或高糖等易产气的食物,防止发生腹胀。

(五)复查

指导患者术后 2 周至 1 个月于门诊复查,若出现腹痛、腹胀、恶心、呕吐、停止排气或排便等不适症状或原有消化系统症状加重,应及时就诊。

六、护理评价

(1)患者疼痛是否减轻或缓解。

(2)患者是否维持体液平衡及重要脏器的有效灌注。

(3)患者的营养状况是否得以维持或改善。

(4)患者有无发生并发症或并发症是否被及时发现与处理。

第二节 肝 脓 肿

肝脓肿是肝受感染后形成的脓肿。根据致病微生物不同分为细菌性肝脓肿和阿米巴性肝脓肿两种。临床上细菌性肝脓肿最多见,其中胆道感染是最常见的病因,细菌可经过胆道、肝动脉、门静脉、淋巴系统等侵入。细菌性肝脓肿可引起急性化脓性腹膜炎、膈下脓肿、脓胸、化脓性心包炎等并发症,严重者可致心脏压塞。辅助检查包括实验室检查和影像学检查,B 超是肝脓肿的首选检查方法。阿米巴性肝脓肿是肠道阿米巴感染的并发症,绝大多数是单发。处理原则:全身营养支持治疗,大剂量、联合应用抗菌药物,穿刺抽脓或置管引流,必要时行切开引流或肝叶切除。

一、临床表现

(一)症状

该病起病急,主要症状是寒战、高热、肝区疼痛和肝大。体温可高达 39～40 ℃,伴恶心、呕吐、食欲缺乏和周身乏力。严重或并发胆道梗阻者,可出现黄疸。阿米巴性肝脓肿起病较缓慢,病程长,可有高热。

(二)体征

肝区钝痛或胀痛多持续性,有的可伴右肩牵涉痛,右下胸及肝区叩击痛,肿大的肝有压痛。巨大的肝脓肿可使右季肋呈现饱满状态,有时可见局限性隆起,局部皮肤可出现凹陷性水肿。

二、常见护理问题

(一)体温过高

体温过高与肝脓肿及其产生的毒素吸收有关。

(二)疼痛

疼痛与脓肿导致肝包膜张力增加或穿刺、手术治疗有关。

(三)营养失调

低于机体需要量与进食减少、感染、高热引起分解代谢增加有关。

(四)潜在并发症

腹膜炎、膈下脓肿、胸腔感染、出血及胆漏。

三、护理措施

(一)非手术治疗的护理/术前护理

1.高热护理

密切监测体温变化,遵医嘱给予物理降温或药物降温,必要时做血培养;及时更换汗湿的衣裤和床单,保持舒适。

注意:降温过程中观察出汗情况,注意保暖等。鼓励患者多饮水,每天至少摄入2 000 mL液体,口服不足者应加强静脉补液、补钠,纠正体液失衡,防止患者因大量出汗引起虚脱。

2.用药护理

(1)遵医嘱早期使用大剂量抗菌药物以控制炎症,促使脓肿吸收自愈。注意把握用药间隔时间与药物配伍禁忌。

(2)阿米巴性肝脓肿使用抗阿米巴药物,如甲硝唑、氯喹等。甲硝唑为首选药物,一般用药2天后见效,6～9天体温可降至正常。如"临床治愈"后脓腔仍存在者,可继续服用1个疗程甲硝唑。氯喹多用于对甲硝唑无效的病例,但对心血管有不良反应如心肌受损等,应特别注意。

(3)长期使用抗菌药物者,应警惕假膜性肠炎和继发双重感染。糖尿病患者免疫功能低下,长期应用抗菌药物,可能发生口腔、泌尿系统、皮肤黏膜、肠道的各种感染。

3.营养支持

肝脓肿是一种消耗性疾病,应鼓励患者多食高蛋白、高热量、富含维生素及膳食纤维的食物;进食困难、食欲缺乏、贫血、低蛋白血症、营养不良者应适当给予清蛋白、血浆、氨基酸等营养支持。

4.病情观察

加强对生命体征和胸腹部症状、体征的观察。观察患者体温变化;观察腹部和胸部症状与体征的变化,及早发现有无脓肿破溃引起的腹膜炎、膈下脓肿、胸腔感染等并发症。肝脓肿患者如继发脓毒血症、急性化脓性胆管炎或出现中毒性休克征象时,应立即通知医师并协助抢救。

(二)经皮肝穿刺抽脓或脓肿置管引流的护理

1.术前护理

(1)解释:向患者和家属解释经皮肝穿刺抽脓或脓肿置管引流的方法、效果及配合要求;嘱患者术中配合做好双手上举、平卧位或侧卧位,以利于穿刺操作。

(2)协助做好穿刺药物和物品准备。

2.术后护理

(1)穿刺后护理:每小时测量血压、脉搏、呼吸,平稳后可停止,如有异常及时汇报医师。观察穿刺点局部有无渗血、脓液渗出、血肿等。

(2)引流管护理:如脓液较稠、抽吸后脓腔不能消失、脓液难以抽净者,留置管道引流。

要点:①妥善固定,防止滑脱。②取半卧位,以利引流和呼吸。③保持引流管通畅,勿压迫、折叠管道。必要时协助医师每天用生理盐水或含抗菌药物盐水或持续冲洗脓腔,冲洗时严格无菌原则,注意出入量,观察和记录脓腔引流液的颜色、性状及量。④预防感染:适时换药,直至脓腔愈合。⑤拔管:B超复查脓腔基本消失或脓腔引流量少于 10 mL/d,可拔除引流管。

(3)病情观察:观察患者有无发热、肝区疼痛等,观察肝脓肿症状和改善情况,适时复查B超,了解脓肿好转情况。位置较高的肝脓肿,穿刺后应注意呼吸、胸痛及胸部体征,及时发现气胸、脓胸等并发症。

(三)手术治疗的护理

手术方式有切开引流和肝叶切除两种。

1.术前准备

协助做好术前检查,术前常规准备等。

2.术后护理

(1)疼痛护理:评估疼痛的诱发因素、伴随症状,观察并记录疼痛程度、部位、性质及持续时间等;遵医嘱给予镇痛药物,并观察药物效果和不良反应;指导患者采取放松和分散注意力的方法应对疼痛。

(2)病情观察:行脓肿切开引流者观察患者生命体征、腹部体征,注意有无脓液流入患者腹腔而并发腹腔感染。观察肝脓肿症状和改善情况,适时复查 B 超,了解脓肿好转情况。

(3)肝叶切除护理:术后 24 小时内应卧床休息,避免剧烈咳嗽,以防出血。给予氧气吸入,保证血氧浓度,促进肝创面愈合。

(四)术后并发症的观察和护理

1.腹腔出血

腹腔出血是肝切除术后常见的并发症之一,术后 24 小时易发生。

(1)观察:术后 48 小时内应严密观察生命体征变化,严密观察引流液的量、性质及颜色。短时间内引流管引出大量鲜红色血液,1 小时内引流出 200 mL 以上或每小时 100 mL 持续 3 小时以上的鲜红色血性液体,应考虑活动性腹腔出血,立即通知医师及时处理。

(2)护理。①体位与活动:术后 24 小时内卧床休息,避免剧烈咳嗽和打喷嚏等,以防止术后肝断面出血。②输液、输血:若短期内或持续引流较大量的鲜红色血性液体,经输血、输液,患者血压、脉搏仍不稳定时,应做好再次手术的准备。③若明确为凝血机制障碍性出血,可遵医嘱给予凝血酶原复合物、纤维蛋白原、输新鲜血等。

2.膈下积液及脓肿

(1)观察:发生在术后 1 周。患者术后体温下降后再度升高,或术后发热持续不退,同时伴右上腹胀痛、呃逆、脉速、白细胞计数升高,中性粒细胞达 90% 以上,应疑有膈下积液或膈下脓肿。B 超检查可明确诊断。

(2)护理:①协助医师行 B 超定位引导穿刺抽脓或置管引流,后者应加强冲洗和吸引护理。②患者取半坐位,以利于呼吸和引流。③严密观察体温变化,鼓励患者多饮水。④遵医嘱加强营养支持和抗菌药物的应用护理。

3.胸腔积液

(1)观察:患者胸闷、气促、发热情况。

(2)护理:①协助医师行穿刺抽胸腔积液,行胸腔闭式引流者,做好胸腔闭式引流护理。②遵医嘱加强保肝治疗,给予高蛋白饮食,必要时遵医嘱给予清蛋白、血浆及利尿剂应用。

4.胆汁漏

(1)观察:腹痛、发热和腹膜刺激征,切口有无胆汁渗出和/或腹腔引流液有无含胆汁。

(2)护理:①胆汁渗出者,注意保护局部皮肤。②协助医师调整引流管,保持引流通畅,并注意观察引流液的颜色、量与性状。③如发生局部积液,应尽早行 B 超定位穿刺置管引流。④如发生胆汁性腹膜炎,应尽早手术。

四、健康教育

(一)预防复发

(1)有胆道感染等疾病者应积极治疗原发病灶。

(2)多饮水,进食高热量、高蛋白、富含维生素和纤维素营养丰富易消化的食物,增强体质,提高机体免疫力。

(3)注意劳逸结合,避免过度劳累。

(4)遵医嘱按时服药,不得擅自改变药物剂量或随意停药。

(5)合并糖尿病患者,让其了解控制血糖在本病治疗中的重要性,应注意维持血糖。嘱遵医嘱按时注射胰岛素或口服降糖药物,定时监测血糖,控制空腹血糖在 5.8~7.0 mmol/L,餐后2 小时血糖 8~11 mmol/L。

(6)注意饮食卫生,不喝生水,不进食不卫生、未煮熟食物。

(二)自我观察与复查

遵医嘱定期复查。若出现发热、腹部疼痛等症状,警惕有复发的可能,应及时就诊。

第三节　胆　石　症

胆石症是指胆道系统任何部位发生的结石,包括发生在胆囊和胆管内的结石,是胆道系统的最普遍疾病。其发病率随年龄增长而增高。在我国,胆石症的患病率为 0.9%~10.1%,平均5.6%;男女比例为 1∶2.57。近二十余年来,随着影像学(B 超、CT 及 MRI 等)检查的普及,在自然人群中,胆石症的发病率达 10%左右,国内尸检结果报道,胆石症的发生率为 7%。随着生活水平的提高及饮食习惯的改变,胆石症的发生率有逐年增高的趋势,我国的胆结石以胆管的胆色素结石为主逐渐转变为以胆囊的胆固醇结石为主。

一、胆囊结石

(一)定义

胆囊结石是指发生在胆囊内的结石,常与急性胆囊炎并存。胆囊结石是胆道系统的常见病、多发病。在我国,患病率为 $7\%\sim10\%$,其中 $70\%\sim80\%$ 的胆囊结石为胆固醇结石,约 25% 为胆色素结石。多见于女性,男女比例为 $1:(2\sim3)$。40 岁以后发病率随着年龄增长呈增高的趋势,随着年龄增长性别差异逐渐缩小,老年男女发病比例基本相等。

(二)临床表现

部分单发或多发的胆囊结石,在胆囊内自由存在,不易发生嵌顿,很少产生症状,被称为无症状胆囊结石。约 30% 的胆囊结石患者可终身无临床症状。仅于体检或手术时发现的结石称为静止性结石。单纯性胆囊结石,未合并梗阻或感染时,在早期常无临床症状,大多数是在常规体检、手术或尸体解剖中偶然发现,或仅有轻微的消化系统症状被误认为是胃病而没有及时就诊。当结石嵌顿时,则可出现明显症状和体征。

1.症状

(1)胆绞痛:为典型的首发症状,表现为突发的右上腹、阵发性剧烈绞痛。临床症状也可在几小时后自行缓解。常发生于饱餐、进食油腻食物后或睡眠时,是由于油腻饮食后胆囊素大量分泌,胆囊平滑肌痉挛,收缩功能增强,引起胆囊内压力增高;加之胆汁酸刺激胆囊黏膜,胆囊壁充血、水肿、炎性物质渗出,导致急性胆囊炎发生;或由于睡眠时体位改变,导致结石移位并嵌顿于胆囊颈部,胆汁不能通过胆囊颈和胆囊管排出,导致胆囊内压力增高,胆囊强烈收缩所致。有部分患者可以在几小时后临床症状自行缓解。如果胆囊结石嵌顿持续不缓解,胆囊继续增大、积液,甚至合并感染,从而进展为急性胆囊炎。如果治疗不及时,少部分患者可以进展为急性化脓性胆囊炎或胆囊坏疽,严重时可发生胆囊穿孔,临床后果严重。多数患者有右肩部、肩胛部或背部放射性疼痛,常伴有恶心、呕吐、厌油、腹胀等消化不良症状。

(2)消化道症状:主要表现为上腹部或右上腹部闷胀不适、饱胀、嗳气、恶心、呕吐、厌食、呃逆等非特异性的消化道症状。大多数患者仅在进食后,特别是进食油腻食物后,胃肠道症状更明显,服用治"胃病"药物多可缓解,易被误诊。

2.体征

(1)腹部体征:有时可在右上腹部触及肿大的胆囊。可有右上腹胆囊区压痛,若继发感染,右上腹部可有明显压痛、肌紧张或反跳痛。检查者将左手平放于患者右肋部,拇指置于右腹直肌外缘于肋弓交界处,嘱患者缓慢深吸气,使肝脏下移,若患者因拇指触及肿大的胆囊引起疼痛而突然屏气,称为 Murphy 征阳性。

(2)黄疸:胆囊结石形成 Mirizzi 综合征时黄疸明显。黄疸时常有尿色变深、粪色变浅。

二、胆管结石

(一)定义

胆管结石为发生在肝内、外胆管的结石。又分为原发性和继发性胆管结石。原发于胆囊的结石迁徙到肝外胆管,称继发性胆管结石;不是来自胆囊,而是直接在肝外胆管生成的结石,称原发性胆管结石。因此,凡是不伴有胆囊结石者可确认为原发性胆管结石。但伴有胆囊结石的胆管结石是原发性还是继发性,要具体分析。肝内胆管结石无论是否合并胆囊结石,均为原发性胆管结石。

(二)临床表现

临床表现取决于胆道有无梗阻、感染及其程度。当结石阻塞胆道并继发感染时,典型的表现是反复发作的腹痛、寒战高热和黄疸,称为查科三联征。

1.肝外胆管结石

(1)腹痛:多为剑突下或右上腹部阵发性绞痛,或持续性疼痛、阵发性加剧,呈阵发性刀割样,疼痛常向右肩背部放射。这是由于结石下移嵌顿于胆总管下端或壶腹部,刺激胆管平滑肌,引起奥迪括约肌痉挛收缩和胆道高压所致。

(2)寒战、高热:是结石阻塞胆管并继发感染后引起的全身性中毒症状。由于胆道梗阻,胆管内压升高,感染随胆管逆行扩散,细菌和毒素通过肝窦入肝静脉进入体循环,引起菌血症或毒血症。多发生于剧烈腹痛后,体温可高达 39~40 ℃,呈弛张热热型,伴有寒战。

(3)黄疸:是胆管梗阻后胆红素逆流入血所致。胆管结石嵌于 Vater 壶腹部不缓解,1~2 天后即可出现黄疸。患者首先表现为尿黄,接着出现巩膜黄染,然后出现皮肤黄染伴瘙痒。黄疸的程度取决于梗阻的程度及是否继发感染,若梗阻不完全或结石有松动,则黄疸程度轻,且呈波动性;若为完全性梗阻,则黄疸呈进行性加深。若梗阻性黄疸长期未得到解决,将会导致严重的肝功能损害。部分患者结石嵌顿不重,阻塞的胆管近端扩张,胆石可漂移上浮,或小结石通过壶腹部排入十二指肠,使上述症状缓解。间歇性黄疸是肝外胆管结石的特点。

(4)消化道症状:多数患者有恶心、腹胀、嗳气、厌食油腻食物等。

2.肝内胆管结石

肝内胆管结石常与肝外胆管结石并存,其临床表现与肝外胆管结石相似。一般没有肝外胆管结石那样典型和严重。位于周围胆管的小结石平时可无症状。当胆管梗阻和感染仅发生在部分肝叶、段胆管时,患者可无症状或仅有轻微的肝区和患侧背部胀痛。位于Ⅱ、Ⅲ级胆管的结石平时只有肝区不适或轻微疼痛。结石位于Ⅰ、Ⅱ级胆管或整个肝内胆管充满结石,患者会有肝区胀痛,常无胆绞痛,一般无黄疸。若一侧肝内胆管结石合并感染而未能及时治疗,并发展为叶、段胆管积脓或肝脓肿时,则出现寒战、高热、轻度黄疸,甚至休克,称为急性梗阻性化脓性胆管炎(acute obstructive suppurative cholangitis,AOSC)。1983年,我国胆道外科学组建议将原"AOSC"改称为"急性重症胆管炎(acute cholangitis of sever type,ACST),因为,胆管梗阻引起的急性化脓性胆管炎并非全部表现为AOSC,还有一部分表现为没有休克的轻型急性化脓性胆管炎,而且后者为多数。因此,目前在我国,AOST一词已逐渐被废弃,被更能反映实际病因、病例特点的ACST替代。患者可由于长时间发热、消耗而出现消瘦、体弱等表现。部分患者可有肝大、肝区压痛和叩痛等体征。

三、护理评估

(一)一般评估

1.生命体征

胆石症患者如与细菌感染并存,可出现体温偏高,疼痛刺激可能会导致心率加快、呼吸频率加快、血压上升,应监测生命体征的变化。还要注意评估患者的神志、皮肤色泽、肢端循环、尿量等,以判断有无休克的发生。

2.患者主诉

腹痛、腹胀、恶心等不适症状,发病及诊治经过等。

3.相关记录

体重、体位、饮食、面容与表情、皮肤、出入量等。

(二)身体评估

1.视诊

面部表情、皮肤黏膜颜色(黄疸、贫血)、体态、体位、腹部外形等。

2.触诊

(1)腹部触诊:腹壁紧张度、压痛与反跳痛、腹腔内包块。

(2)胆囊触诊:胆囊肿大、Murphy 征等。

3.叩诊

胆囊叩击痛(胆囊炎的重要体征)。

4.听诊

一般无特殊。

(三)心理-社会评估

患者在疾病治疗过程中的心理反应与需求,家庭及社会支持情况,引导患者正确配合疾病的治疗与护理。

(四)辅助检查阳性结果评估

1.实验室检查

胆管结石血常规检查可见血白细胞计数和中性粒细胞比例明显升高;血清胆红素、转氨酶和碱性磷酸酶升高,凝血酶原时间延长。尿液检查示尿胆红素升高,尿胆原降低甚至消失,粪便检查示粪中尿胆原减少。

2.影像学检查

胆囊结石 B 超检查可显示胆囊内结石影;胆管结石可显示胆管内结石影,近端胆管扩张。PTC、ERCP 或 MRCP 等检查可显示梗阻部位、程度、结石大小和数量等。

(五)治疗效果的评估

1.非手术治疗评估要点

生命体征平稳、疼痛缓解。

2.手术治疗评估要点

(1)患者自觉症状:有无腹痛、恶心、呕吐的情况。

(2)生命体征稳定,无腹部疼痛(术后伤口疼痛除外)。

(3)腹部及全身体征:腹部无阳性体征、肠鸣音恢复正常、皮肤无黄染及瘙痒等不适。

(4)伤口愈合情况:一期愈合。

(5)T 管引流的评估:引流液色泽正常、引流量逐渐减少。

(6)结合辅助检查:如胆道造影无结石残留或结合 B 超检查判断。

四、主要护理问题

(一)疼痛

疼痛与胆囊结石突然嵌顿、胆汁排空受阻致胆囊强烈收缩及手术后伤口疼痛有关。

(二)体温过高

体温过高与细菌感染致急性胆囊炎或胆管结石梗阻导致急性胆管炎有关。

(三)知识缺乏

知识缺乏与缺乏胆石症和腹腔镜手术相关知识、引流管及饮食保健知识有关。

(四)有体液不足的危险

有体液不足的危险与恶心、呕吐及感染性休克有关。

(五)营养失调

低于机体需要量与胆汁流动途径受阻有关。

(六)焦虑

焦虑与手术及不适有关。

(七)潜在并发症

(1)术后出血与术中结扎血管线脱落、肝断面渗血及凝血功能障碍有关。

(2)胆瘘与胆管损伤、胆总管下端梗阻、T管引流不畅等有关。

(3)胆道感染与腹部切口及多种置管(引流管、尿管、输液管)有关。

(4)胆道梗阻与手术及引流不畅有关。

(5)水、电解质平衡紊乱与患者恶心、呕吐、体液补充不足有关。

(6)皮肤受损与胆管梗阻、胆盐沉积致皮肤黄疸、瘙痒及术后胆汁渗漏有关。

五、主要护理措施

(一)减轻或控制疼痛

根据疼痛的程度,采取非药物或药物方法止痛。

1.加强观察

观察疼痛的程度、性质;发作的时间、诱因及缓解的相关因素;与饮食、体位、睡眠的关系;腹膜刺激征及 Murphy 征是否阳性等,为进一步治疗和护理提供依据。

2.卧床休息

协助患者采取舒适体位,指导其有节律的深呼吸,达到放松和减轻疼痛的效果。

3.合理饮食

根据病情指导患者进食清淡饮食,忌食油腻食物;病情严重者予以禁食、胃肠减压,以减轻腹胀和腹痛。

4.药物止痛

对诊断明确的剧烈疼痛者,可遵医嘱通过口服、注射等方式给予消炎利胆、解痉或止痛药,以缓解疼痛。

(二)降低体温

根据患者的体温情况,采取物理降温和/或药物降温的方法尽快降低患者的体温。遵医嘱应用足量有效的抗菌药,以有效控制感染,恢复患者正常体温。

(三)营养支持

对于梗阻未解除的禁食患者,通过胃肠外途径补充足够的热量、氨基酸、维生素、水、电解质等,以维持良好的营养状态。对梗阻已解除、进食量不足者,指导和鼓励患者进食高蛋白、高碳水化合物、高维生素和低脂饮食。

(四)皮肤护理

1.提供相关知识

胆道结石患者常因胆道梗阻致胆汁淤滞、胆盐沉积而引起皮肤瘙痒等,应告知患者相关知识,不可用手抓挠,防止抓破皮肤。

2.保持皮肤清洁

可用温水擦洗皮肤,减轻瘙痒。瘙痒剧烈者,遵医嘱使用外用药物和/或其他药物治疗。

3.注意引流管周围皮肤的护理

若术后放置引流管,应注意其周围皮肤的护理。若引流管周围见胆汁样渗出物,应及时更换被胆汁浸湿的敷料,局部皮肤涂氧化锌软膏,防止胆汁刺激和损伤皮肤。

(五)心理护理

关心体贴患者,使患者保持良好情绪,减轻焦虑,安心接受治疗与护理。

(六)并发症的预防与护理

1.出血的预防和护理

术后早期出血的原因多由于术中结扎血管线脱落、肝断面渗血及凝血功能障碍所致,应加强预防和观察。

(1)卧床休息:对于肝部分切除术后的患者,术后应卧床 3~5 天,以防过早活动致肝断面出血。

(2)改善和纠正凝血功能:遵医嘱予以维生素 K 110 mg 肌内注射,每天 2 次,以纠正凝血机制障碍。

(3)加强观察:术后早期若患者腹腔引流管内引流出血性液增多,每小时 100 mL,持续 3 小时以上,或患者出现腹胀、腹围增大,伴面色苍白、脉搏细速、血压下降等表现时,提示患者可能有腹腔内出血,应立即报告医师,并配合医师进行相应的急救和护理。治疗上如经积极的保守治疗效果不佳,则应及时采用介入治疗或手术探查止血。

2.胆瘘的预防和护理

胆管损伤、胆总管下端梗阻、T 管引流不畅等均可引起胆瘘。

(1)加强观察:术后患者若出现发热、腹胀、腹痛等腹膜炎的表现,或患者腹腔引流液呈黄绿色胆汁样,常提示患者发生胆瘘。应及时与医师联系,并配合进行相应处理。

(2)妥善固定引流管:无论是腹腔引流管还是 T 管,均应用缝线或胶布将其妥善固定于腹壁,避免将管道固定在床上,以防患者在翻身或活动时被牵拉而脱出,T 管引流袋挂于床旁应低于引流口平面。对躁动及不合作的患者,应采取相应的防护措施,防止脱出。

(3)保持引流通畅:避免腹腔引流管或 T 管扭曲、折叠及受压,定期从引流管的近端向远端挤捏,以保持引流通畅,术后 5~7 天内,禁止加压冲洗引流管。

(4)观察引流情况:定期观察并记录引流管引出胆汁的量、颜色及性质。正常成人每天分泌胆汁的量为 800~1 200 mL,呈黄绿色、清亮、无沉渣、有一定黏性。术后 24 小时内引流量为 300~500 mL,恢复进食后,每天可有 600~700 mL,以后逐渐减少至每天 200 mL 左右。术后 1~2 天胆汁的颜色可呈淡黄色、混浊状,以后逐渐加深、清亮。若胆汁突然减少甚至无胆汁引出,提示引流管阻塞、受压、扭曲、折叠或脱出,应及时查找原因和处理;若引出胆汁量较多,常提示胆管下端梗阻,应进一步检查,并采取相应的处理措施。

3.感染的预防和护理

(1)采取合适体位:病情允许时应采取半坐或斜坡卧位,以利于引流和防止腹腔内渗液积聚于膈下而发生感染;平卧时引流管的远端不可高于腋中线,坐位、站立或行走时不可高于腹部手术切口,以防止引流液和/或胆汁反流而引起感染。

(2)加强皮肤护理:每天清洁、消毒腹壁引流管口周围皮肤,并覆盖无菌纱布,保持局部干燥,防止胆汁浸润皮肤而引起炎症反应。

(3)加强引流管护理:定期更换引流袋,并严格执行无菌技术操作。

(4)保持引流通畅:避免腹腔引流管或T管扭曲、折叠和滑脱,以免胆汁引流不畅、胆管内压力升高而致胆汁渗漏和腹腔内感染。

(七)T管拔管的护理

若T管引流出的胆汁色泽正常,且引流量逐渐减少,可在术后10天左右,试行夹管1~2天,夹管期间应注意观察病情,患者若无发热、腹痛、黄疸等症状,可经T管做胆道造影,如造影无异常发现,在持续开放T管24小时充分引流造影剂后,再次夹管2~3天,患者仍无不适时即可拔管。拔管后残留窦道可用凡士林纱布填塞,1~2天可自行闭合。若胆道造影发现有结石残留,则需保留T管6周以上,再进行取石或其他处理。

六、健康指导

(1)告诉患者手术可能放置引流管及其重要性,带T形管出院的患者解释T形管的重要性,告知出院后注意事项。

(2)指导饮食,告诉患者理解低脂肪饮食的意义并能够执行。

(3)低脂肪饮食,避免暴饮暴食,劳逸结合、保持良好心态。

(4)不适随诊,告诉胆囊切除术后常有大便次数的增多,数周数月后逐渐减少。由于胆管结石复发率高,若出现腹痛、发热、黄疸等不适时应及时来医院复诊。

七、护理评价

(1)疼痛得到有效控制,无疼痛的症状和体征。

(2)体温恢复正常,感染得到有效控制。

(3)水、电解质、酸碱平衡紊乱纠正。

(4)心态平稳,能配合治疗和护理。

(5)营养改善,饮食、消化功能良好。

第四节 急性阑尾炎

急性阑尾炎是外科最常见的急腹症,阑尾管腔阻塞为急性阑尾炎最常见的病因,此外,细菌入侵、阑尾先天畸形等也可导致阑尾炎发生。慢性阑尾炎多由急性阑尾炎转变而来,也可开始即呈慢性过程。急性阑尾炎根据其临床过程和病理解剖学变化,分为急性单纯性阑尾炎、急性化脓性阑尾炎、坏疽穿孔性阑尾炎及阑尾周围脓肿4种病理类型。

一、临床表现

典型表现为转移性右下腹痛,但部分患者发病初期即表现为右下腹痛。麦氏点压痛为急性阑尾炎最常见的重要体征,此外还可有腹肌紧张、压痛、反跳痛及肠鸣音减弱或消失等。阑尾炎一旦确诊,应早期手术治疗。有手术禁忌者选择有效的抗菌药物和补液治疗,并密切观察病情变化。

二、护理评估

(一)术前评估

1.健康史

(1)个人情况:患者的年龄、性别、饮食习惯及有无不洁饮食史等。

(2)既往史:既往有无阑尾炎急性发作、胃十二指肠溃疡穿孔、右侧输尿管结石或妇科疾病病史,有无手术史等。

2.身体状况

(1)腹痛的部位、性质,是否有转移性右下腹痛。

(2)麦氏点有无固定压痛,有无腹膜刺激征。

(3)腰大肌试验、结肠充气试验、闭孔内肌试验是否为阳性。

(4)直肠指诊有无直肠前壁触痛或肿块。

(5)是否伴有发热、恶心呕吐、腹泻、里急后重等症状。

(6)血常规、X线及B超有无异常。

3.心理社会状况

(1)患者和家属是否了解疾病相关知识。

(2)患者和家属对手术的认知程度及心理承受能力。

(3)患者的家庭、社会支持情况等。

(二)术后评估

(1)麻醉及手术方式,术中情况。

(2)术后体温变化、生命体征是否正常及腹部症状体征有无改善。

(3)若留置有引流管,引流是否通畅有效,引流液的颜色、量及性状。

(4)有无腹腔脓肿、门静脉炎、出血、切口感染、粘连性肠梗阻等并发症发生。

三、常见护理问题

(一)急性疼痛

急性疼痛与阑尾炎症刺激壁腹膜或手术创伤有关。

(二)潜在并发症

腹腔脓肿、门静脉炎、出血、切口感染、粘连性肠梗阻等。

四、护理措施

(一)非手术治疗的护理

1.病情观察

定时测量生命体征,密切观察腹痛与腹部体征变化。若出现发热、右下腹痛加剧、血白细胞计数和中性粒细胞比值上升,应做好急诊手术准备。

2.缓解疼痛

给予舒适卧位,如半卧位,可放松腹肌、减轻腹部张力,缓解疼痛;已明确诊断或决定行手术治疗者,疼痛剧烈时可给予解痉止痛剂。

3.控制感染

遵医嘱应用抗菌药物。

4.避免肠内压力升高

禁食,必要时胃肠减压,禁食期间给予肠外营养。

注意:禁用泻药和灌肠,避免肠蠕动加快,增高肠内压力导致炎症扩散或阑尾穿孔。

5.并发症的观察与护理

(1)腹腔脓肿。①观察:阑尾周围脓肿最常见。临床表现为压痛性肿块、腹胀、全身中毒症状等。②护理:在 B 超引导下穿刺抽出脓液、冲洗或放置引流管者,做好管道护理。必要时做好急诊手术前准备。

(2)门静脉炎。①观察:少见。临床表现为寒战、高热、轻度黄疸、肝大、剑突下压痛等,如进一步加重可引起全身性感染。②护理:遵医嘱应用大剂量抗菌药物,做好急诊手术前准备。

(二)手术治疗的护理

1.术前护理

协助做好术前检查;术前常规准备。

2.术后护理

(1)病情观察:监测生命体征特别是体温变化;观察腹部体征的变化,如有异常及时报告、处理。

(2)体位与活动:平卧位头偏向一侧;术后 6 小时,若血压、心率平稳,可取半卧位以减轻腹壁张力、缓解疼痛,利于呼吸和引流,促进炎症局限,从而预防膈下脓肿形成。如病情允许尽早下床活动,以促进肠蠕动恢复,减少肠粘连发生。

(3)管道护理:阑尾切除术后较少留置引流管,仅在局部有脓肿或残端包埋不满意及处理困难时采用。如留置有引流管,按引流管常规护理措施进行护理。

(4)防治感染:应用有效抗菌药物控制感染、预防并发症。

(5)饮食:肠蠕动恢复前暂禁食,予以静脉补液;待肛门排气后,逐步恢复饮食,避免油腻食物。进食后注意有无腹痛、腹泻,尤其是化脓性及坏疽穿孔阑尾炎患者。

(三)术后并发症的观察与护理

1.出血

(1)观察:患者出现腹痛、腹胀,严重者出现失血性休克。

(2)护理:严密监测生命体征,如有出血及时通知医师,遵医嘱应用止血药物、补液及输血等。需紧急手术止血者做好术前常规准备。

2.切口感染

(1)观察:阑尾切除术后最常见并发症,表现为术后 2～3 天体温升高,切口红肿、胀痛,有压痛,甚至出现波动感。

(2)护理:穿刺抽出脓液,或在波动处拆除缝线敞开引流,排出脓液,定期换药。

3.粘连性肠梗阻

(1)观察:出现腹痛、呕吐、腹胀及肛门停止排气排便。

(2)护理:不完全梗阻者可采用禁食、胃肠减压、积极抗感染及全身支持治疗;完全性梗阻者需手术治疗,应做好术前常规准备。

4.阑尾残株炎

(1)观察:临床表现类似阑尾炎。

(2)护理:症状严重者,需手术切除阑尾残株。应安慰患者,做好术前常规准备。

5.粪瘘

(1)观察:很少见,常见术后数天内切口排出粪臭味分泌物。

(2)护理:一般经切口敞开引流、使用抗菌药物、积极换药等非手术治疗多可自行闭合,但应注意加强对患者的心理疏导。

五、健康教育

(一)饮食指导

注意饮食卫生,进食低脂、低糖、高纤维素饮食。积极治疗消化性溃疡、慢性结肠炎等疾病。

(二)疾病相关知识

告知患者阑尾炎治疗、护理相关知识及配合要点。

(三)自我观察

出院后如出现腹痛、腹胀等不适,应及时就诊。阑尾周围脓肿非手术治疗治愈后 3 个月左右择期行阑尾切除术。

六、护理评价

(1)患者疼痛程度是否减轻或缓解。

(2)患者有无发生并发症或并发症是否被及时发现和处理。

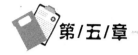

泌尿外科护理

第一节 上尿路结石

一、肾结石

肾结石也称尿路结石,是现代社会常见的疾病之一,并在古代已有所描述。肾结石男性发病率是女性的 3 倍。肾结石发病高峰年龄为 20～30 岁,手术虽可以去除结石,但结石形成的趋势往往是终生的。

(一)病因

肾结石形成原因非常复杂,人们对尿石症发病机制的认识仍未完全明了,可能包括的危险因素有外界环境、职业因素和泌尿系统因素等。

1.外界环境

外界环境包括自然环境和社会环境、气候和地理位置等,而社会环境包括社会经济水平和饮食文化等。相关研究表明结石病的季节性变化很可能与温度有关,通过出汗导致体液丧失,进而促进结石形成。

2.个体因素

种族遗传因素、饮食习惯、职业因素、代谢性疾病等,其中职业环境中暴露于热源和脱水同样是结石病的危险因素。水分摄入不足可导致尿液浓缩,结石形成的概率增加。大量饮水导致尿量增多,可显著降低易患结石患者的结石发病率。

3.泌尿系统因素

主要包括肾损伤、感染、泌尿系统梗阻、异物等。梗阻可以导致感染和结石形成,而结石本身也是尿中异物,会加重梗阻与感染程度,所以两者会相互促进疾病发展程度。

上述因素最终都导致人类尿液中各种成分过饱和、滞留因素和促进因素的增加等机制，进而导致肾结石形成。

(二)分类

泌尿系统结石最常见的成分是钙，以草酸钙为主，多在肾脏和膀胱处形成。肾结石按照结石晶体的成分，主要分为4类，即钙结石、感染性结石、尿酸结石和胱氨酸结石、其他结石(表5-1)。

表5-1　肾结石的组成与成分

结石成分	比例(%)	外观和性质
含钙结石	80	
草酸钙	60	一水草酸钙呈褐色，铸型或桑葚状，质地坚硬；二水草酸钙呈白色，表面结晶，质地松脆
磷酸钙、磷酸氢钙	20	浅灰色，坚硬，可有同心层
感染性结石	10	
碳酸磷灰石		深灰色或灰白色，鹿角形，松散易碎
磷酸镁铵		
磷酸氢镁		
尿酸结石和胱氨酸结石	10	
尿酸、尿酸盐结石		黄色或砖红色，圆形光滑，结构致密，稍硬
胱氨酸结石、黄嘌呤	1	土黄色、蜡样外观，表面光滑，可呈鹿角形
其他结石		
药物结石	1	

(三)临床表现

1.症状

(1)疼痛：肾结石最常见的症状是肾绞痛，经常突然起病，这通常是结石阻塞输尿管引起的。最常见的是从腰部开始，可辐射到腹股沟。肾盂内大结石和肾盏结石可无明显临床症状，患者活动后会出现上腹或腰部钝痛。40%～50%的肾结石患者有腰痛的症状，发生的原因是结石造成肾盂梗阻。通常可表现为腰部酸胀、钝痛。

(2)血尿：绝大多数尿路结石患者存在血尿，通常为镜下血尿，少数也可见肉眼血尿。常常在腰痛后发生。有时患者活动后出现镜下血尿是上尿路结石的唯一临床表现，但当结石完全阻塞尿路时也可以没有血尿。血尿产生的原因是结石移动或结石对集合系统的损伤。血尿的多少取决于结石对尿路黏膜损伤程度大小。

(3)发热:由于结石、梗阻和感染可互相促进,所以肾结石造成梗阻可继发或加重感染,出现腰痛伴高热、寒战。出现脓尿的患者很少见,若出现需要行尿培养,检测是否存在尿路感染。结石继发急性肾盂肾炎或肾积脓时可有畏寒、发热、寒战等全身症状出现。

(4)无尿和急性肾功能不全:双侧肾结石、功能性或解剖孤立肾结石阻塞导致尿路急性梗阻,可以出现无尿和急性肾后性肾功能不全的症状。

2.体征

肾结石典型体征是患侧肾区叩击痛。患者脊肋角和腹部压痛也可不明显,一般不伴有腹部肌紧张。肾结石慢性梗阻时引起巨大肾积水,这时可出现腹部包块。

(四)辅助检查

1.实验室检查

(1)血常规:肾绞痛时可伴血白细胞计数短时间内轻度增高。结石合并感染或发热时,血中白细胞计数可明显增高。结石导致肾功能不全时,可有贫血表现。

(2)尿液检查:常能见到肉眼或镜下血尿;脓尿很少见,伴感染时有脓尿、感染性尿路结石患者应行尿液细菌培养;尿液分析也可测定尿液 pH、钙、磷、尿酸、草酸等。

2.影像学检查

(1)超声:肾钙化和尿路结石都可通过超声诊断,可显示结石梗阻引起的肾积水及肾实质萎缩等。可发现尿路平片不能显示的小结石和 X 线透光结石,当肾脏显示良好时,超声还可检测到 5 mm 的小结石。超声作为无创检查应作为首选影像学检查,适合于所有患者,包括肾功能不全患者、孕妇、儿童及对造影剂过敏者。

(2)X 线检查:由于大约 90% 尿路结石不透 X 线,腹部 X 线片对于怀疑尿路结石的患者,是一种非常有用的检查。

(3)尿路系统平片:KUB 是《CUA 尿路结石诊疗指南》推荐的常规检查方法,KUB 平片上结合可显示出致密影。KUB 平片可初步判断肾结石是否存在,以及肾结石的位置、数目、形态和大小,并且可以初步地提示结石的化学性质。

(4)CT:螺旋 CT 平扫对肾结石的诊断准确、迅速。有助于鉴别不透光的结石、肿瘤、凝血块等,以及了解有无肾畸形。

(5)内镜检查:包括经皮肾镜、软镜、输尿管和膀胱镜检查。通常在尿路平片未显示结石时,静脉尿路造影有充盈缺损不能确诊时,借助于内镜可以明确诊断和进行治疗。

(6)肾盂造影像:可以确定透 X 线结石的存在,可以确诊引起患者形成结石的解剖部位。

(五)诊断要点

任何评估之前都应先明确是否有与结石复发有关的代谢性疾病。至少应进行筛选性评估,包括远端肾小管性酸中毒、原发性甲状旁腺功能亢进症、痛风体质等疾病。只有明确了相关疾病才可以从根本上纠正治疗。

尿路结石与腹膜后和腹腔内病理状态引起的症状相似,所以应与急腹症进行全面的鉴别诊断,其中包括急性阑尾炎异位或未被认识的妊娠、卵巢囊肿蒂扭转等,体检时应注意检查有无腹膜刺激征。

(六)治疗原则

肾结石治疗的总体原则是解除疼痛和梗阻、保护肾功能、有效祛石、治疗病因、预防复发。由于约80%的尿路结石可自发排出,因此可能没必要进行干预,有时多饮水就能自行排出结石。其他结石的性质、形态、大小部位不同,患者个体差异等因素,治疗方法的选择和疗效也大不相同。因此,对尿石症的治疗应该实施患者个体化治疗,通常需要各种方法综合治疗,来保证治疗效果。

1.病因治疗

少数患者能找到结石成因,如甲状腺旁腺功能亢进(主要是甲状旁腺瘤),只有积极治疗原发病防止尿路结石复发;尿路梗阻的患者,需要解除梗阻,这样可以避免结石复发,因此此类患者积极治疗病因即可。

2.非手术治疗

(1)药物治疗:结石<0.6 cm 且表面光滑、结石以下尿路无梗阻时可采用药物排石治疗。多选择口服 α 受体阻滞剂(如坦索罗辛)或钙通道阻滞剂。尿酸结石选用枸橼酸氢钾钠,碳酸氢钠碱化尿液。口服别嘌醇及饮食调节等方法治疗也可取得良好的效果。

(2)增加液体摄入量:机械性多尿可以预防有症状结石的形成和滞留,每天饮水 2 000～3 000 mL,尽量保持昼夜均匀。限制蛋白、钠摄入,避免草酸饮食摄入和控制肥胖都可防止结石的发病概率。

3.微创碎石

(1)体外冲击波碎石(extracorporeal shock wave lithotripsy,ESWL):通过X线或超声对结石进行定位,利用高能冲击波聚焦后作用于结石,将结石粉碎成细沙,然后通过尿液排出体外。实践证明它是一种创伤小、并发症少、安全有效的非侵入性治疗,大多数上尿路结石可采用此方法治疗。ESWL碎石术后可能形成"石街"。引起患者的腰痛不适,也可能合并继发感染,患者病程也将相应延长。

(2)经皮肾镜碎石取石术(percutaneous nephrolithotomy,PCNL):它是通过建立经皮肾操作通道,击碎结石并同时通过工作通道冲出结石及取出肾结石。本手术通常在超声或X线定位下操作,在肾镜下取石或碎石。较小的结石通过肾镜用抓石钳取出,较大的结石将结石粉碎后用水冲出。

(3)输尿管肾镜取石术(ureteroscope lithotripsy,URL):适用于中、下段输尿管结石,泌尿系统平片不显影结石,因结石硬、停留时间长、患者自身因素(肥胖)而使用ESWL困难者,也可用于ESWL治疗所致的"石街"。下尿路梗阻、输尿管狭窄或严重扭曲等不宜采用此法。

4.开放手术

由于ESWL及内镜技术的普遍开展,现在上尿路结石大多数已不再开放手术。

(七)临床护理

1.评估要点

(1)术前评估。①健康史:了解患者基本情况,包括年龄、职业、生活环境、饮食饮水习惯等。②相关因素:了解患者的既往史和家族史;有无可能引起结石的相关疾病,如泌尿系统梗阻、感染和异物史,有无甲状旁腺功能亢进、肾小管酸中毒等。了解用药史,如止痛药物、钙剂等药物的应用情况。③心理和社会支持状况:结石复发率较高,患者可能产生焦躁心理,故应了解患者及家属对相关知识的掌握程度和多治疗的期望,及时了解患者及家属心理状况。

(2)术后评估。①术后恢复:结石排出、尿液引流和切口愈合情况,有无尿路感染。②肾功能状态:梗阻解除程度,肾功能恢复情况,残余结石对泌尿系统功能的影响。

2.护理诊断/问题

(1)疼痛:与疾病、排石过程、损伤及平滑肌痉挛有关。

(2)尿形态异常:与结石或血块引起梗阻及术后留置尿管有关。

（3）潜在并发症：血尿、感染、结石导致阻塞、肾积水。

（4）部分生活自理缺陷：与疾病及术后管道限制有关。

（5）焦虑：与患者担心疾病预后有关。

（6）知识缺乏：缺乏疾病预防及治疗相关知识。

3.护理目标

（1）患者自述疼痛减轻，舒适感增强。

（2）患者恢复正常的排尿功能。

（3）患者无相关并发症发生，若发生能够得到及时发现和处理。

（4）患者了解相关疾病知识及预防知识。

（5）患者能满足相关活动需求。

4.护理措施

（1）缓解疼痛。①观察：密切观察患者疼痛的部位及相关生命体征变化。②休息：发作期患者应卧床休息。③镇痛：指导患者采用分散注意力、安排适当卧位、深呼吸、肌肉放松等非药物性方法缓解疼痛，不能缓解时，舒缓疼痛。

（2）促进排石：鼓励非手术治疗的患者大量饮水，每天保持饮水量在2 000 mL以上，在病情允许的情况下，下床运动，适当做些跳跃、改变体位的活动以促进结石排出。手术治疗后患者均可出现血尿，嘱患者多饮水，以免出现血块进而堵塞尿路。

（3）管道护理：①若患者有肾造瘘管，遵医嘱夹闭数小时开放，应保持通畅并妥善固定，密切观察引流性质及量。②留置尿管应保持管路通畅，观察排石情况。③留置针妥善固定，保持补液的顺利进行。

（4）采用 ESWL 的患者，在碎石准备前告知接受治疗前 3 天忌食产气性食物，治疗前一天服用缓泻剂，手术当天早晨禁饮食。碎石后应注意观察结石排出效果，协助患者采取相应体位（一般采取侧卧位，肾下盏取头低位），饮水量在3 000 mL以上，适当活动促进结石排出。

（5）并发症观察、预防和护理。

血尿：观察血尿变化情况。遵医嘱应用止血药物。肾实质切开者，应绝对卧床 2 周，减少出血机会。

感染：①加强护理观察，监测患者生命体征，注意观察尿液颜色和性状。②鼓励患者多饮水，也有利于感染的控制。③做好创腔引流管护理：患者留置肾盂造瘘管时应注意观察记录并妥善固定，保持通畅。开放性手术术后除注意相应管路护理外还应注意伤口护理，避免感染。④有感染者：遵医嘱应用抗菌药控制感染。

5.健康教育

根据结石成分、代谢状态及流行病学因素,坚持长期预防,对减少或延迟结石复发十分重要。

(1)饮食:大量饮水以增加尿量,稀释尿液,减少晶体沉积。成人保持每天尿量在 2 000 mL 以上,尤其是睡前及半夜饮水,效果更好。饮食以清淡易消化饮食为主,可根据结石成分调整饮食种类,如含钙结石者宜食用含纤维丰富的食物;含草酸量高,避免大量摄入动物蛋白、精制糖和动物脂肪等;尿酸结石者不宜食用动物内脏、豆制品等。

(2)活动与休息:病情允许的情况下适当活动,注意劳逸结合。

(3)解除局部因素:尽早解除尿路梗阻、感染、异物等因素,可从根本上避免结石形成。

(4)药物成分:根据结石成分,应用药物降低有害成分、碱化或酸化尿液,预防结石复发。鼓励长期卧床者适当进行功能锻炼,防止骨脱钙,减少尿钙含量。

(5)定期复查:术后 1 个月门诊随访。以后 3 个月至半年复查排泄性尿路造影。

二、输尿管结石

输尿管结石是泌尿系统结石中的常见疾病,发病年龄多为 20~40 岁,男性略高于女性。其发病率高,约占上尿路结石的 65％。其中 90％以上为继发性结石,即结石在肾内形成后降入输尿管。原发于输尿管的结石较少见。通常会合并输尿管梗阻、憩室等其他病变。所以输尿管结石的病因与肾结石基本相同。从形态上看,由于输尿管的塑形作用,结石进入输尿管后常形成圆柱形或枣核形,亦可由于较多结石排入,形成结石串俗称"石街"。

(一)解剖

输尿管位于腹膜后间隙,上接肾脏下连膀胱,是一根细长的管道结构。输尿管全长在男性为27~30 cm,女性为 25~28 cm。解剖学上输尿管的 3 个狭窄部将其分为上、中、下 3 段:①肾盂输尿管连接部;②输尿管与髂血管交叉处;③输尿管的膀胱壁内段,此 3 处狭窄部常为结石停留的部位。除此之外,输尿管与男性输精管或女性子宫阔韧带底部交叉处及输尿管与膀胱外侧缘交界处管径较狭窄,也容易造成结石停留或嵌顿。结石最易停留或嵌顿的部位是输尿管的上段,约占全部输尿管结石的 58％,其中又以第 3 腰椎水平最多见;而下段输尿管结石仅占 33%。在结石下端无梗阻的情况下,直径≤0.4 cm 的结石约有 90% 可自行降至膀胱随尿流排出,其他情况则多需要进行医疗干预。

（二）临床表现

1.症状

（1）疼痛:上中段结石引起的输尿管疼痛为一侧腰痛,疼痛性质为绞痛,输尿管结石可引起肾绞痛或输尿管绞痛,典型表现为阵发性腰部疼痛并向下腹部睾丸或阴唇部放射。

（2）血尿:90% 的患者可出现镜下血尿也可有肉眼血尿,前者多见。血尿多发生在疼痛之后,有时是唯一的临床表现。输尿管结石急性绞痛发作时,可出现肉眼血尿。血尿的多少与结石对尿路黏膜的损伤程度有关。输尿管完全梗阻时也可无血尿。

（3）恶心、呕吐:输尿管结石引起尿路梗阻时,使输尿管管腔内压力增高管壁局部扩张痉挛或缺血,由于输尿管与肠有共同的神经支配而导致恶心呕吐常等胃肠道症状。

2.体征

结石可表现为肾区和胁腹部压痛和叩击痛,输尿管走行区可有深压痛;若伴有尿外渗时,可有腹膜刺激征。输管结石梗阻引起不同程度的肾积水,可触到腹部包块。

（三）辅助检查

1.实验室检查

（1）尿液检查:尿常规检查可见尿中红细胞,伴感染时有脓细胞。感染性尿路结石患者应行尿液细菌培养。肾绞痛有时可发现晶体尿,通过观察结晶的形态可以推测结石成分。

（2）血液检查:当输尿管绞痛可导致交感神经高度兴奋,机体出现血白细胞计数升高;当其升到 $13×10^9/L$ 以上则提示存在尿路感染。血电解质、尿素和肌酐水平是评价总肾功能的重要指标。

（3）24 小时尿分析:主要用于评估结石复发危险性较高的患者,是目前常用的一种代谢评估技术。

（4）结石分析:结石成分分析可以确定结石的性质,是诊断结石病的核心技术,也是选择溶石和预防疗法的重要依据。

2.影像学检查

（1）超声:是一种简便无创的检查方法,是目前最常用的输尿管结石筛查手段。能同时观察膀胱和前列腺,寻找结石形成诱因及并发症。

(2)螺旋CT:螺旋CT对结石的诊断能力最高,能分辨出0.5 mm以上任何成分的结石,准确测定结石大小。

(3)尿路平片(KUB平片):尿路平片可以发现90%非X线透光结石,能够大致地确定结石的位置、形态、大小和数目,并且通过结石影的明暗初步提示结石的化学性质。因此作为结石检查的常规方法。

(4)静脉尿路造影(intravenous urography,IVU):IVU应该在尿路平片的基础上进行,有助于确认结石在尿路上的位置、了解尿路解剖、发现有无尿路异常等。可以显示平片上不能显示的X线阴性结石,同时可以显示尿路的解剖结构,对发现尿路异常有重要作用。

(5)逆行尿路造影:逆行尿路造影很少用于上尿路结石的初始诊断,属于有创性的检查方法,不作为常规检查手段。

(6)放射性核素肾显效像:放射性核素检查不能直接显示泌尿系统结石,主要用于确定分侧肾功能。提供肾血流灌注、肾功能及尿路梗阻情况等,因此对手术方案的选择及手术疗效的评价具有一定价值。

(四)诊断要点

尿路结石应该与急腹症进行全面鉴别诊断。输尿管结石的诊断应包括:①结石部位数目、大小、形态、成分等;②并发症的诊断;③病因学的评估。通过对病史症状的和体检后发现,具有泌尿系统结石或排石病史,出现右眼或镜下血尿或运动后输尿管绞痛的患者应进一步检查确诊。

(五)治疗原则

目前治疗输尿管结石的主要方法有保守治疗(药物治疗和溶石治疗)、ESWL、URSL、PCNL开放及腔镜手术。

1.保守治疗

(1)药物治疗:临床上多数尿路结石需要通过微创的治疗方法将结石粉碎并排出体外,少数比较小的尿路结石,可以选择药物排石。使用的排石药物为α_1受体阻滞剂如坦索罗辛等,排石治疗期间应保证有足够的尿量,每天需饮水2 000~3 000 mL。双氯芬酸钠可以缓解症状并减轻输尿管水肿,有利于排石治疗。钙通道阻滞剂及一些中医中药对排石也有一定的效果。

(2)溶石治疗:我国在溶石治疗方面处于领先地位。如胱氨酸结石,口服枸橼酸氢钾钠或碳酸氢钠片,以碱化尿液,维持尿液pH在7.0以上,帮助结石治疗。

（3）微创手术：主要有 ESWL、PCNL、URL 等。①ESWL：详见本节肾结石内容。②PCNL：详见本节肾结石内容。③URL：和肾结石基本相同但在治疗输尿管上段结石的过程中发现，碎石后石块容易回流至肾盂，导致术后需要再行经皮取石术，所以现在临床通常会采取输尿管镜拦截网固定下采用钬激光碎石技术治疗输尿管上段结石。

2.开放手术治疗

随着 ESWL 及腔内治疗技术的发展，目前上尿路结石行开放手术治疗的比例已显著减少，逐渐被腹腔镜手术取代。

（六）临床护理

详见本节肾结石患者的临床护理内容。

第二节　下尿路结石

一、膀胱结石

膀胱结石是较常见的泌尿系统结石，好发于男性，男女比例约为 10：1，膀胱结石的发病率有明显的地区和年龄差异。总的来说，在经济不发达地区，膀胱结石以婴幼儿为常见，主要由营养不良所致。

（一）病因

膀胱结石分为原发性和继发性两种。原发性膀胱结石多发于男性，与营养不良有关。继发性膀胱结石主要继发于下尿路梗阻、膀胱异物等。

1.营养不良

婴幼儿原发性膀胱结石主要发生于贫困饥荒年代，营养缺乏，尤其是动物蛋白摄入不足是其主要原因。

2.下尿路梗阻

下尿路梗阻时，如良性前列腺增生、膀胱颈部梗阻、尿道狭窄、先天畸形、膀胱膨出、憩室、肿瘤等，均可使小结石和尿盐结晶沉积于膀胱而形成结石。

3.膀胱异物

医源性的膀胱异物主要有长期留置的导尿管、被遗忘取出的输尿管支架管、不被机体吸收的残留缝线、膀胱悬吊物等,非医源性异物如子弹头、发卡、电线、圆珠笔芯等。均可作为结石的核心而使尿盐晶体物质沉积于其周围而形成结石。

4.尿路感染

继发于尿液潴留及膀胱异物的感染,尤其是分泌尿素酶的细菌感染,由于能分解尿素产生氯,使尿 pH 升高,使尿磷酸钙、铵和镁盐的沉淀而形成膀胱结石。

5.其他

临床手术后也可能导致膀胱结石发生,如肠道膀胱扩大术、膀胱外翻-尿道上裂手术等。

(二)病理生理

膀胱结石的继发性病理改变主要表现为局部损害、梗阻和感染。膀胱结石如表面光滑且无感染者,在膀胱内存在相当长时间,也不至造成膀胱壁明显的病理改变。由于结石的机械性刺激,膀胱黏膜往往呈慢性炎症改变。光滑且无感染者,继发感染时,可出现滤泡样炎性病变、出血和溃疡,膀胱底部和结石表面均可见脓苔。晚期可发生膀胱周围炎,使膀胱和周围组织粘连,甚至发生穿孔。膀胱结石易堵塞于膀胱出口、膀胱颈及后尿道,导致排尿困难。

(三)临床表现

1.症状

(1)疼痛:疼痛可为下腹部和会阴部钝痛,亦可为明显或剧烈疼痛,常因活动和剧烈运动而诱发或加剧。膀胱结石的典型症状为排尿突然中断,疼痛放射至远端尿道及阴茎头部,伴排尿困难和膀胱刺激症状。由结石刺激膀胱底部黏膜而引起,常伴有尿频和尿急,排尿终末时疼痛加剧。

(2)血尿:膀胱壁由于结石的机械性刺激,可出现血尿,并往往表现为终末血尿。尿流中断后再继续排尿亦常伴血尿。

(3)其他:因排尿费劲,腹压增加,可并发脱肛。若结石位于膀胱憩室内,可仅有尿路感染的表现。少数患者,重时发生急性尿潴留。

2.体征

体检时下腹部有压痛。结石较大和腹壁较薄弱时,在膀胱区可触及结石。较大结石也可经直肠腹壁双合诊被触及。

(四)辅助检查

1.实验室检查

实验室检查可发现尿中有红细胞或脓细胞,伴有肾功能损害时可见血肌酐、尿素氮升高。如并发感染可见白细胞,尿培养可有细菌生长。

2.影像学检查

(1)超声:检查能发现膀胱及后尿道,强光团及声影,还可同时发现膀胱憩室良性前列腺增生等。

(2)X线检查:X线平片亦是诊断膀胱结石的重要手段,结合B超检查可了解结石大小、位置、形态和数目,怀疑有尿路结石可能还需做泌尿系统平片及排泄性尿路系平片及排泄性尿路造影。

(3)CT检查:所有膀胱中结石在CT中都为高密度,且CT可明确鉴别肿瘤钙化和结石。

(4)膀胱镜检查:膀胱镜检查是最确切的诊断方法,可直接观察膀胱结石的大小、数目和形状,同时还可了解有无前列腺增生、膀胱颈纤维化、尿道狭窄等病变。但膀胱镜检查属于有创操作,一般不作为常规使用。

(五)诊断原则

膀胱结石的诊断,主要是根据病史、体检、B超、X线检查,必要时做膀胱镜检查。但需要注意引起结石的病因如良性前列腺增生、尿道狭窄等前尿道结石可沿尿道扪及,后尿道结石经直肠指检可触及,较大的膀胱结石可经直肠-腹壁双合诊被扪及。虽然不少病例可根据典型症状,如疼痛的特征,排尿时突然尿流中断和终末血尿,做出初步诊断。但这些症状绝非膀胱结石所独有。

(六)治疗

治疗应根据结石体积大小选择合适的治疗方法。膀胱结石的治疗应遵循两个原则,一是取出结石,二是去除结石形成的病因。一般来说,直径<0.6 cm,表面光滑的膀胱结石可自行排出体外。绝大多数膀胱结石均需行外科治疗,方法包括体外冲击波碎石术、内腔镜手术和开放性手术。

1.体外冲击波碎石术

小儿膀胱结石多为原发性结石,可首选体外冲击波碎石术;成人原发性膀胱结石≤3 cm者亦可以采用体外冲击波碎石术。

2.内镜手术

几乎所有类型的膀胱结石都可以采用经尿道手术治疗。在内镜直视下经尿道碎石是目前治疗膀胱结石的主要方法,可以同时处理下尿路梗阻病变。目前常用的经尿道碎石方式包括机械碎石、液电碎石、气压弹道碎石、超声碎石、激光碎石等。

3.开放性手术

随着腔内技术的发展,目前采用开放手术取石已逐渐减少,开放手术取石不应作为膀胱结石的常规治疗方法,仅适用于需要同时处理膀胱内其他病变或结石体积>4 cm时使用。膀胱结石采用手术治疗,并应同时治疗病因。膀胱感染严重时,应用抗生素治疗;若有排尿,则应先留置导尿管,以利于引流尿液及控制感染。

(七)临床护理

详见本章上尿路结石中肾结石患者的临床护理内容。

二、尿道结石

尿道结石是泌尿外科常见急症之一,但临床比较少见,且多以男性为主。大多数来自肾和膀胱。有尿管狭窄、尿道憩室及异物存在亦可致尿道结石,多数尿道结石位于前尿道。女性只有在有尿道憩室、尿道异物和尿道阴道瘘等特殊情况下才出现。男性尿道结石中,结石多见于前列腺部尿道,球部尿道,会阴尿道的阴茎阴囊交界处后方和舟状窝。女性尿道结石分原发性和继发性两种,传统认为尿道结石常继发于膀胱结石,多见于儿童与老年人。

(一)临床表现

1.症状

(1)疼痛:疼痛一般是钝性的,但也可能是锐利的,并常放射至阴茎龟头。原发性尿道结石常是逐渐长大,或位于尿道憩室内,早期可无疼痛症状。继发性结石多为上尿路排石排入尿道时,突然嵌入尿道内,常常突然感到局部剧烈疼痛及排尿痛。

(2)排尿紊乱:尿道结石的典型症状为排尿困难,点滴状排尿,尿线变细或分叉,射出无力,有时骤然出现尿流中断,并有强烈尿意,阻塞严重时出现残余尿和尿潴留,出现充盈性尿失禁。有时可出现急迫性尿失禁。也可伴尿痛,重者可发生急性尿潴留及会阴部剧痛。

(3)血尿及尿道分泌物:急症病例常有终末血尿或初始血尿,或排尿终末有少许鲜血滴出,伴有剧烈疼痛。慢性病例或伴有尿道憩室者,尿道口可有分泌物溢出,结石对尿道的刺激及尿道壁炎症溃疡,亦可出现脓尿。

2.体征

前尿道结石可在结石部位扪及硬结,并有压痛,后尿道结石应通过直肠指诊扪及后尿道部位的硬结。

(二)辅助检查

1.金属尿道探杆检查

在结石部位能探知尿道梗阻和结石的粗糙摩擦感。

2.尿道镜检查

能直接观察到结石,肯定尿道结石的诊断,并可发现尿道并发症。

3.X 线检查

X 线检查是尿道结石的主要诊断依据,因为绝大部分尿道结石是 X 线阳性结石,平片检查即可显示结石阴影和结石的部位、大小、形状。应行全尿路平片检查以明确有无上尿路结石。

4.尿道造影

目前由于内镜的发展及普及,尿道造影已很少应用。大多数辅助检查尿路有无他病变。

(三)诊断要点

详细询问病史,尿道结石患者过去多有肾绞痛史及尿道排石史,当患者突然感到排尿困难、尿流中断、排尿时尿道刺痛时应考虑尿道结石的可能。与尿道狭窄、尿道息肉、异物等鉴别。尿道狭窄虽有排尿困难,但其排尿时无疼痛及尿中断现象,X 线平片无阳性结石影像。但尿道息肉无肾绞痛及排石史,尿道镜及尿道造影可以区别。尿道异物一般有外伤史及异物塞入史,临床上不难诊断。

(四)治疗原则

治疗原则为尽快取出结石,解除痛苦,改善急性情况后再考虑纠正形成结石的原因。

(五)临床护理

详见上尿路结石中肾结石患者的临床护理内容。

第三节 输尿管损伤

一、概述

输尿管位于腹膜后间隙,位置隐蔽,一般由外伤直接引起输尿管损伤不常见,多见于医源性损伤,如手术损伤或器械损伤及放射性损伤。凡腹腔、盆腔手术后患者发生无尿、漏尿,腹腔或盆腔有刺激症状时均应想到输尿管损伤的可能。对怀疑输尿管损伤的患者,应进行系统的泌尿系统检查。妇科手术特别是宫外孕破裂、剖宫产等急诊手术或妇科肿瘤根治术中,输尿管被钳夹或误扎等医源性损伤最为常见。

二、护理评估

采集患者外伤史,盆腔、腹腔、腹膜后手术史,妇科手术史及泌尿系统手术史,如出现相应的症状应警惕输尿管损伤的可能。

(一)临床表现

手术损伤输尿管引起临床表现需根据输尿管损伤程度而定,术中发现输尿管损伤,立即处理可不留后遗症。倘若未被发现,多在 3～5 天起病。尿液起初渗在组织间隙里,临床上表现为高热、寒战、恶心、呕吐、损伤侧腰痛、肾肿大、下腹或盆腔内肿物、压痛及肌紧张等。

1.腹痛及感染症状

表现为腰部胀痛、寒战、局部触痛、叩击痛。若输尿管被误扎,多数病例数天内患侧腰部出现胀痛,并可出现寒战、发热,局部触痛、叩击痛并可扪及肿大的肾脏。若采用输尿管镜套石或碎石操作,不慎造成输尿管穿孔破损者,由于漏尿或尿液外渗可引起患侧腰痛及腹胀,继发感染后则出现寒战、发热,肾区压痛并可触及尿液积聚而形成的肿块。

2.尿瘘

分急性尿瘘与慢性尿瘘两种。前者在输尿管损伤后当天或数天内出现伤口漏尿,腹腔积尿或阴道漏尿。后者以盆腔手术所致输尿管阴道瘘最常见。尿瘘形成前,多有尿外渗引起感染症状,常见伤后2～3周内形成尿瘘。

3.无尿

双侧输尿管发生断裂或误扎,伤后即可无尿,应注意与创伤性休克所致急性

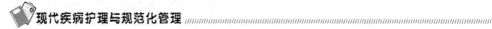

肾衰竭的无尿鉴别。

4.血尿

输尿管损伤后可以出现肉眼或镜下血尿,但也可以尿液检查正常,一旦出现血尿,应高度怀疑有输尿管损伤。

(二)辅助检查

1.静脉肾盂造影

可显示患肾积水,损伤以上输尿管扩张、扭曲、成角、狭窄及对比剂外溢。

2.膀胱镜及逆行造影

可观察瘘口部位并与膀胱损伤鉴别,逆行造影对明确损伤部位、损伤程度有价值。

3.B超

可显示患肾积水和输尿管扩张。

4.CT

对输尿管外伤性损伤部位、尿外渗及合并肾损伤或其他脏器损伤有一定的诊断意义。

5.阴道检查

有时可直接观察到瘘口的部位。

6.体格检查

膀胱腹膜外破裂后尿外渗,下腹耻骨上区有明显触痛,有时可触及包块。膀胱腹膜内破裂后,若有大量尿液进入腹腔,检查有腹壁紧张、压痛、反跳痛及移动性浊音。

(三)护理问题

首先对患者进行心理评估,了解患者的身体和心理状态,患者主要存在以下护理问题。

1.疼痛

与尿外渗及手术有关。

2.舒适的改变

与术后放置支架管、造瘘管有关。

3.恐惧、焦虑

与尿瘘、担心预后不良有关。

4.有感染的危险

有感染的危险与尿外渗及各种管路有关。

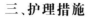

三、护理措施

(一)心理护理

输尿管损伤因为手术的损伤发生率较高,因此,心理护理显得尤为重要。要做到详细评估患者的心理状况及接受治疗的心理准备,与患者建立良好的护患关系,掌握患者的心理变化并给予相应的健康指导,减少医疗纠纷的发生。输尿管损伤后患者情绪紧张、恐惧,尤其是发生漏尿或无尿时,护士在密切观察病情的同时要向患者宣讲损伤后注意的问题,鼓励患者树立信心,保持平和的心态,积极配合治疗,减轻患者的焦虑。

(二)生活护理

(1)主动巡视患者,帮助患者完成生活护理,保持"七洁":皮肤、头发、指甲、会阴、口腔、手足、床单的干净整洁,使患者感到舒适。

(2)观察并保持各种管路的清洁通畅,正确记录引流液的颜色及量,尿袋、引流袋定期更换。

(3)关心患者,讲解健康保健知识。

(4)观察尿外渗的腹部体征,腹痛的程度;观察体温的变化,每天测量体温4次,并记录在护理病例中,发热时及时通知医师。

(5)观察 24 小时尿量,注意血尿情况,少尿、无尿要立即通知医师处理。

(6)饮食要均衡,富于营养,易消化。不吃易引起腹胀的食物,如牛奶、大豆等。保持排便通畅,必要时服润肠药。

(三)治疗及护理配合

输尿管损伤后治疗采取修复输尿管、保持通畅、保护肾功能的原则。及时采用双 J 管引流,有利于损伤的修复和狭窄的改善。

1.治疗方法

(1)外伤所致输尿管损伤,应首先注意处理其全身情况及有无合并其他脏器的损伤,断裂的输尿管应根据具体情况给予修补或吻合。除不得已时不宜摘除肾脏。

(2)器械所致的输尿管损伤往往为裂伤,保守治疗多可痊愈。如尿外渗症状不断加重,应及早施行引流术。

(3)手术时误伤输尿管应根据具体情况及时予以修补或吻合,如输尿管被结扎,应尽早松解结扎线,并在输尿管内安置导管保留数天。输尿管切开,可进行缝合修补,然后置管引流。输尿管被切断,则进行端端吻合,置管引流两周左右。输尿管在低位被切断可行输尿管膀胱吻合术。输尿管被钳夹,损伤轻微时按结扎处理;较重时,为防止组织坏死形成尿瘘,可切除损伤部分,进行端端吻合。若输尿管缺损太多,根据具体情况可以选择输尿管外置造瘘,肾造瘘,利用膀胱组织或小肠做输尿管成形手术。

2.保守治疗的护理配合

(1)密切监测生命体征的变化,记录及时准确。

(2)观察腹痛情况,不能盲目给予止痛剂。

(3)保持各种管路的清洁通畅,正确记录引流液的颜色及量,尿袋定期更换。

(4)备皮、备血、皮试,做好必要时手术探查的准备。

(5)正确记录24小时尿量,注意血尿情况,少尿、无尿要立即通知医师处理。

(6)嘱患者卧床休息,做好生活护理,保持排便通畅,必要时服润肠药。

3.手术治疗的护理

(1)输尿管断端吻合术后留置双J管,在此期间嘱患者多饮水,保证引流尿液通畅,防止感染,促进输尿管损伤的愈合。

(2)预防感染,术后留置导尿管,注意各引流管的护理,定期更换引流袋。更换引流袋应无菌操作,防止感染,尿道口护理每天1～2次。女性患者每天会阴冲洗。

(3)严密观察尿量,间接地了解有无肾衰竭的发生。

(4)高热的护理,给予物理降温,鼓励患者多饮水,及时更换干净衣服,必要时遵医嘱给予药物降温。

4.留置双J管的护理

(1)留置双J管可引起患侧腰部不适,术后早期多有腰痛,主要是插管引起输尿管黏膜充血、水肿及放置双J管后输尿管反流有关(图5-1)。

(2)患者出现膀胱刺激症状,主要由于双J管放置与不当或双J管下移,刺激膀胱三角区和后尿道所致。

(3)术后输尿管内放置双J管做内支架以利内引流,勿打折,保持通畅,同时防止血块聚集造成输尿管阻塞。

(4)要调整体位保持导尿管通畅,防止膀胱内尿液反流。

(5)观察尿液及引流状况。由于双J管置管时间长,且上下端盘曲刺激肾盂、膀胱黏膜易引起血尿。因此,术后要注意尿液颜色及尿量的变化。观察血尿颜色的方法是每天清晨留取标本,用无色透明玻璃试管,观察比较尿色。若患者突然出现鲜红尿液或肾区胀痛及腹部不适等症状,应及时报告医师。

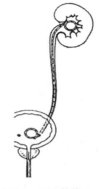

图 5-1 双 J 管置入

(6)双 J 管于手术后 1～3 个月在膀胱镜下拔除。

四、健康教育

(1)输尿管损伤严重易引起输尿管狭窄,因此告之患者双 J 管需要定期更换直至狭窄改善为止。

(2)定期复查了解损伤愈合的情况及双 J 管的位置。若出现尿路刺激征、发热、腹痛、无尿等症状时,及时就诊。

(3)拔除留置导尿管后,指导患者增加饮水量,增加排尿次数,不宜憋尿。不宜做剧烈运动。有膀胱刺激征患者应遵医嘱给予解痉药物治疗。

第四节 肾 损 伤

一、概述

肾脏位于腹腔后,在解剖关系上受周围组织的保护:前面有腹壁和腹腔脏器,后面有脊柱、肋骨和厚层肌肉,对于暴力具有一定的缓冲作用,因此不易受伤。肾损伤常伴有其他脏器的损伤。当人体受到枪弹伤、刀刺伤、交通事故或受到直接暴力、间接暴力的打击而导致的肾脏组织结构的异常改变称为肾损伤。肾损伤可分为闭合性和开放性损伤两大类,以闭合性损伤最为常见。肾损伤临床上分为肾挫伤、肾部分裂伤、肾全层破裂、肾蒂裂伤,以肾蒂裂伤最为凶险。

二、病因与受伤机制

(一)按受伤机制分类

1.根据伤口开放与否

可分为开放性肾损伤、闭合性肾损伤两种。

(1)开放性肾损伤:开放性肾损伤多见于战时腹部枪弹伤或刀扎伤,且多合并胸、腹及其他器官损伤。

(2)闭合性肾损伤:闭合性肾损伤占肾损伤的 70%,包括直接暴力、间接暴力、自发性肾破裂(见图 5-2)。直接暴力伤是由上腹部或肾区受到外力的直接撞击或受到挤压所致,为最常见的致伤原因,如交通事故、打击伤等。间接暴力伤是指运动中突然加速或减速、高处坠落后双足或臀部着地、强烈的冲击波等致使肾脏受到惯性震动移位。躯体突然猛烈地移动、用力过猛、剧烈运动的肌肉强烈收缩也可导致肾脏受伤。自发性肾破裂是指在无创伤或轻微的外力作用下发生的肾创伤。

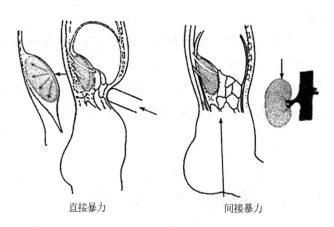

直接暴力　　　　　　　　间接暴力

图 5-2　肾损伤机制

2.根据病变部位

可分为肾实质、肾盂和肾血管破裂 3 种,可发生肾包膜下出血、肾周出血。

3.医源性肾损伤

医源性肾损伤是指在施行手术或施行内腔镜诊治时使肾脏受到意外的损伤。体外冲击波碎石亦可造成肾脏的损伤。

(二)按肾脏损伤的病理分类

1.肾挫伤

部分肾实质轻微损伤,形成肾实质内瘀斑、血肿或局部包膜下小血肿。肾被膜及肾盂肾盏完整,亦可涉及集合系统而有少量血尿。

2.肾裂伤

肾裂伤是肾脏实质的挫裂伤。肾被膜及肾盂可完整,仅表现为肾被膜下血肿。

3.肾全层裂伤

肾实质严重损伤时肾被膜及收集系统同时破裂,此时常伴有肾周血肿、严重血尿及尿外渗。如肾周筋膜破裂,外渗的血和尿液可沿后腹膜蔓延。

4.肾蒂损伤

肾蒂血管撕裂伤时可致大出血、休克。锐器刺伤肾血管可致假性动脉瘤、动静脉瘘或肾盂静脉瘘。

5.病理性肾破裂

轻度的暴力即可导致有病理改变的肾脏破裂,如肾积水、肾肿瘤、肾囊肿、移植肾的排斥期等。有时暴力甚至不被察觉,而被称为自发性肾破裂。

三、护理

(一)评估

对患者进行全面评估包括以下内容。

(1)健康史:了解受伤的时间、地点、暴力性质、部位。

(2)身体状况:如临床表现、合并伤、尿外渗、感染、特殊检查结果。

(3)心理社会状况:如情绪、家庭状况。

(4)术后评估:如伤口引流、尿量、肾功能、心理状态、保健知识。

(二)临床表现

肾损伤的临床表现颇不一致。合并其他器官损伤时,肾损伤的症状可能不易被察觉。肾损伤的主要症状有休克、出血、血尿、疼痛、感染等。

1.休克

早期休克多因剧烈疼痛所致,后期与大量失血有关。其程度与伤势、失血量及有无其他器官合并伤有关。肾损伤出现休克症状,占30%～50%。休克程度多与出血速度、就诊时间、合并伤轻重和机体代偿能力有关。伤后数天出现的延迟性休克表示有持续性或再发性的大量出血,因此需要对伤员进行严密观察和及时处理。

2.血尿

血尿是肾损伤的主要症状之一,90%以上伤者有血尿,多数是肉眼血尿,也可为镜下血尿。血尿在肾损伤诊断中很重要,特别是血尿中有条索状血块者更有意义。一般说来,血尿程度与肾损伤的伤情并不完全一致。

3.疼痛及肿块

伤后出现同侧肾区及上腹部疼痛,轻重程度不一。一般为钝痛,腰痛多为腰部挫伤、肾被膜下出血或血尿渗入肾周围组织刺激腹膜后神经丛所引起。疼痛可局限于腰部、上腹,也可散布到全腹,或放射至肩部、髋区及腰骶部。由于肾周围局部肿胀饱满,肿块形成有明显的触痛和肌肉强直。肾损伤时由于血及外渗尿液积存于肾周,可形成一不规则的痛性肿块。

4.感染发热

血肿和尿外渗易继发感染,形成肾周围脓肿,局部压痛明显,并有全身中毒症状。

(三)辅助检查

1.尿液检查

血尿为诊断肾损伤的重要依据之一。对伤后不能自行排尿者,应进行导尿检查。血尿程度与肾损伤程度不成正比,对伤后无血尿者,不能忽视肾脏损伤的可能性。

2.影像学检查

X线检查对肾损伤的诊断极为重要,它包括腹部平片、排泄性尿路造影、逆行尿路造影、动脉造影及CT检查。

(1)腹部平片检查:应尽可能及早进行,否则可因肠胀气而遮蔽肾脏阴影轮廓。腹部平片可见肾阴影增大,腰大肌影消失,脊柱弯向伤侧等。这些都是肾周出血或尿外渗的征象。

(2)排泄性静脉肾盂造影检查:排泄性静脉肾盂造影可了解肾脏损伤的程度和范围。轻度肾挫伤可无任何表现,随着伤势加重,可表现肾盏变形,肾实质内不规则阴影,甚至伤肾不显影。多年来,排泄性静脉肾盂造影是诊断腹部钝性损伤有无泌尿系统合并伤的重要手段。对所有疑为肾损伤者均应早期施行,不仅能显示损伤的范围,也可帮助了解对侧肾脏的功能是否正常,同时可以发现原来存在的病变。但由于创伤后影响检查操作的进行,有时肾脏分泌功能因严重损伤而减退或轻微外伤可能造成肾脏功能完全抑制或只排出少量对比剂,显影往往不够满意。为了提高准确性,采用大剂量静脉滴注对比剂行肾盂造影＋断层摄影,其正确诊断率可达60％～85％。

(3)肾动脉造影检查:经大剂量静脉肾盂造影检查伤肾未显影,此类病例中有40％左右为肾蒂损伤。肾动脉造影可以发现肾实质和肾血管完整性的异常变化,如肾蒂损伤、肾内血管破裂或栓塞、肾内动静脉瘘、肾实质裂伤和包膜下血肿等。当然,无须对每个肾损伤患者施行这种检查,如果大剂量静脉尿路造影显示输尿管、肾盂、肾盏严重痉挛,及肾实质或排泄系统轮廓紊乱,包括肾影增大、不显影或对比剂外溢、肾盏分节或扭曲变形等,同时临床有严重出血表现者应考虑施行肾动脉造影,以指导临床治疗。

(4)膀胱镜检查及逆行尿路造影术:虽能了解膀胱、输尿管情况及肾损伤程度,但可能造成继发感染并加重伤员的痛苦,故对严重外伤患者应慎重施行。

(5)CT扫描:CT扫描在发现肾损伤和判断其严重性方面比排泄性静脉肾盂造影更敏感。

(6)其他检查:B超有助于了解对侧肾脏,也可以随访血肿的大小变化,亦可用于鉴别肝、脾包膜下血肿。核素肾扫描在急诊情况下敏感性较CT或动脉造影差,对肾损伤的诊断及分类价值不大。

(四)护理问题

1.组织灌注量改变

与肾损伤后出血或同时合并其他器官损伤有关。

2.疼痛

由于肾周软组织损伤、肾包膜张力增加、血和尿外渗刺激腹膜、手术切口所致。

3.有感染的危险

与损伤后血肿、尿外渗及免疫力低有关。

4.部分自理缺陷

与手术及卧床有关。

5.恐惧、焦虑

与外伤打击、担心预后不良有关。

(五)护理措施

1.生活护理

(1)保守治疗及肾部分切除时,遵医嘱绝对卧床休息,卧床期间协助患者完成生活护理,做到"七洁",即皮肤、头发、指甲、会阴、口腔、手足、床单的干净整洁,使患者感到舒适。

(2)饮食要清淡,不吃易引起腹胀的食物,如牛奶、大豆等。

(3)保持管路的清洁,每天清洁尿道口 1～2 次,尿管定期更换,尿袋定期更换。

(4)保持排便通畅,多吃水果、蔬菜等粗纤维食物,必要时服润肠药。

2.心理护理

肾损伤后患者情绪紧张、恐惧,护士在密切观察病情的同时要向患者宣讲损伤后注意的问题,血尿是损伤后的临床表现之一,要严格按医嘱卧床休息,以免加重损伤。

3.治疗及护理配合

肾损伤的治疗分为非手术治疗和手术治疗。

(1)非手术治疗时的观察与护理配合:非手术治疗的适应证包括肾挫伤。轻型肾裂伤未合并胸、腹腔脏器损伤者,应采取非手术治疗。对重型肾裂伤中肾全层裂伤者亦有人主张采取非手术治疗。非手术治疗的护理配合包括:①密切监测生命体征的变化,积极预防、治疗失血性休克。②注意观察腹部体征变化,观察腰部肿块进展情况。③观察血尿的程度,判断血尿有无进行性加重。④动态监测血红蛋白及红细胞计数,估计出血情况。⑤输血、补液,扩充血容量,纠正水、电解质紊乱。⑥应用止血剂,达到有效止血目的。⑦预防及治疗感染,选择广谱的、对肾脏无损害的抗生素。⑧绝对卧床,加强基础护理,避免再次出血及感染等并发症发生,保守治疗期间随时做好手术准备。

(2)紧急救治的护理配合:对有严重休克的患者,首先进行紧急抢救,包括迅速输血、补液、镇静、止痛等措施详见图 5-3。

(3)肾损伤手术治疗的适应证:①开放性肾损伤。②严重休克经大量输血仍不能纠正。③肾区包块迅速增大。④检查证实为肾粉碎伤。⑤影像学检查证实为肾蒂伤。⑥检查证实为肾盂破裂。⑦合并腹腔脏器损伤。⑧经 24～48 小时非手术治疗无效者。

(4)肾损伤的手术治疗方法。①开放性肾损伤的处理:少数病例经检查证实为轻微肾实质损伤且未合并其他脏器损伤者可采用非手术治疗。重度肾裂伤的处理:包括肾重度裂伤和肾脏粉碎伤,此类损伤常合并腹腔脏器损伤,必须外科手术,进行肾部分切除或肾切除。②肾盂破裂的处理:此类伤较少见,手术探查。③蒂伤的处理:肾蒂损伤常由于出血严重、病情危急而来不及救治。对此类损伤一经确诊应立即手术探查,争取修复断裂或破裂的血管。④肾被膜下血肿的处理:肾被膜下血肿是轻型肾损伤中常见的一种临床类型。近年来,体外冲击波碎石后导致肾被膜下血肿也时有报道。小的肾被膜下血肿可自行吸收,一般不引起并发症。

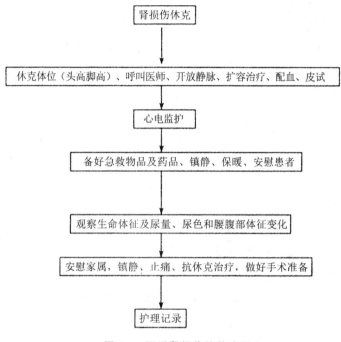

图 5-3　严重肾损伤抢救流程

(5)手术治疗的护理配合。①肾修补、肾部分切除手术的术后护理配合:手术后绝对卧床 2 周以上。持续心电监测,密切观察生命体征的变化。观察伤口引流的性质,准确记录 24 小时引流量。对 1 小时内引流量＞100 mL,应警惕出血可能。准确记录 24 小时尿量,观察肾功能情况。观察伤口敷料渗出情况,及时换药、预防感染。合理使用抗生素。密切注意体温的改变和白细胞的变化,减少再出血的危险因素。倾听患者主诉,对伤口疼痛剧烈、局部肿胀明显者应警惕再出血可能。保持大便通畅;及时处理咳嗽、咳痰;避免腹压增加因素,减少诱发出血的可能。加强基础护理,预防肺部、尿路感染。②肾切除术后护理配合:密切观察生命体征变化。观察有无胸膜损伤表现,如胸痛、呼吸困难。术后补液原则:根据尿量多少决定补液量。正确合理使用抗生素。观察体温变化,预防术后感染。观察伤口渗出情况;观察引流液性质及引流量。准确记录 24 小时出入量;术后记录尿量 3 天;观察对侧肾功能。术后卧床 1 周,加强生活护理;加强尿管及引流管的护理,防止逆行感染。保持排便通畅,必要时使用通便药。指导患者对单侧肾脏的保护方法,做好健康指导。

四、并发症

(一)近期并发症

(1)继发性出血。

(2)尿性囊肿。

(3)残余血肿并发感染。

(4)形成脓肿。

(5)特发性血尿。

(二)远期并发症

高血压和肾积水。

五、健康教育

肾损伤修补术或肾部分切除术后,近1~3个月内避免剧烈活动,注意有无腰部胀痛、血尿及尿量改变等情况,有不适要及时就诊。

(1)多饮水,保持尿路通畅。

(2)经常注意观察尿液颜色、肾局部有无胀痛,发现异常及时就诊。

(3)手术后1个月内不能从事重体力劳动,不做剧烈运动。

(4)血尿停止,肿块消失。5年内定期复查。

六、对单肾的保健常识

(1)避免今后再次受到肾脏创伤。

(2)在饮食方面避免进食刺激性强的食物。

(3)使用药物时选择对肾脏不良反应小的药物。

(4)随时观察血压的变化。

(5)观察尿量变化,定期检查肾脏功能情况。对出现的泌尿系统症状如腰痛、血尿等及时就诊,及早治疗。再次手术时要提示医师曾经做过肾脏切除术。

参 考 文 献

[1] 刘爱杰,张芙蓉,景莉,等.实用常见疾病护理[M].青岛:中国海洋大学出版社,2021.

[2] 张红梅.现代基础护理学[M].长春:吉林科学技术出版社,2019.

[3] 万霞.现代专科护理及护理实践[M].开封:河南大学出版社,2020.

[4] 王婷,王美灵,董红岩,等.实用临床护理技术与护理管理[M].北京:科学技术文献出版社,2020.

[5] 蔡华娟,马小琴.护理基本技能[M].杭州:浙江大学出版社,2020.

[6] 林杰.新编实用临床护理学[M].青岛:中国海洋大学出版社,2019.

[7] 程娟.临床专科护理理论与实践[M].开封:河南大学出版社,2020.

[8] 时元梅,巩晓雪,孔晓梅.基础护理学[M].汕头:汕头大学出版社,2019.

[9] 姜雪.基础护理技术操作[M].西安:西北大学出版社,2021.

[10] 张书霞.临床护理常规与护理管理[M].天津:天津科学技术出版社,2020.

[11] 李玫.精编护理学基础与临床[M].长春:吉林科学技术出版社,2019.

[12] 任潇勤.临床实用护理技术与常见病护理[M].昆明:云南科技出版社,2020.

[13] 王小萍.精编护理学基础与临床[M].长春:吉林科学技术出版社,2019.

[14] 尹玉梅.实用临床常见疾病护理常规[M].青岛:中国海洋大学出版社,2020.

[15] 张苹蓉,卢东英.护理基本技能[M].西安:陕西科学技术出版社,2020.

[16] 靳蓉晖,石丽,张艳.实用护理学[M].长春:吉林科学技术出版社,2019.

[17] 吴欣娟.临床护理常规[M].北京:中国医药科技出版社,2020.

[18] 赵安芝.新编临床护理理论与实践[M].北京:中国纺织出版社,2020.

[19] 谭燕青.实用临床内科护理学[M].长春:吉林科学技术出版社,2019.

[20] 窦超.临床护理规范与护理管理[M].北京:科学技术文献出版社,2020.

[21] 张晓艳.神经内科疾病护理与健康指导[M].成都:四川科学技术出版

社,2022.

[22] 曾广会.临床疾病护理与护理管理[M].北京:科学技术文献出版社,2020.

[23] 李鑫,李春芳,张书丽.护理学[M].南昌:江西科学技术出版社,2019.

[24] 高正春.护理综合技术[M].武汉:华中科学技术大学出版社,2021.

[25] 于翠翠.实用护理学基础与各科护理实践[M].北京:中国纺织出版社,2022.

[26] 孙丽博.现代临床护理精要[M].北京:中国纺织出版社,2020.

[27] 安旭姝,曲晓菊,郑秋华.实用护理理论与实践[M].北京:化学工业出版社,2022.

[28] 姜鸿.现代外科常见病临床护理学[M].汕头:汕头大学出版社,2019.

[29] 韩清霞,杜永秀,桑俞.临床护理学精要[M].天津:天津科学技术出版社,2018.

[30] 王丽.护理学[M].长春:吉林大学出版社,2019.

[31] 徐翠霞.实用临床护理学[M].天津:天津科学技术出版社,2019.

[32] 王艳.常见病护理实践与操作常规[M].长春:吉林科学技术出版社,2020.

[33] 孔幕贤,徐妍.当代临床护理学[M].汕头:汕头大学出版社,2019.

[34] 周香凤,叶茂,黄珊珊.护理学导论[M].北京:中国协和医科大学出版社,2019.

[35] 王林霞.临床常见病的防治与护理[M].北京:中国纺织出版社,2020.

[36] 郭莹.外科护理用药的安全管理[J].世界最新医学信息文摘,2021,21(5):314-315.

[37] 李丽娜,黄立萍.规范化健康教育在神经内科护理中的应用效果观察[J].现代诊断与治疗,2022,33(6):926-928.

[38] 李秀芹.外科护理潜在的护理风险及对策分析[J].世界最新医学信息文摘,2021,21(65):157-158.

[39] 王思婷,秦明芳,韦丽华.内科护理学临床带教的德育渗透[J].当代医学,2020,26(12):173-175.

[40] 张雨.营养支持应用于胃肠护理的临床疗效分析[J].世界最新医学信息文摘,2021,21(13):110-111.